La Maladie
d'Alzheimer

Hubert Aupetit

La Maladie d'Alzheimer

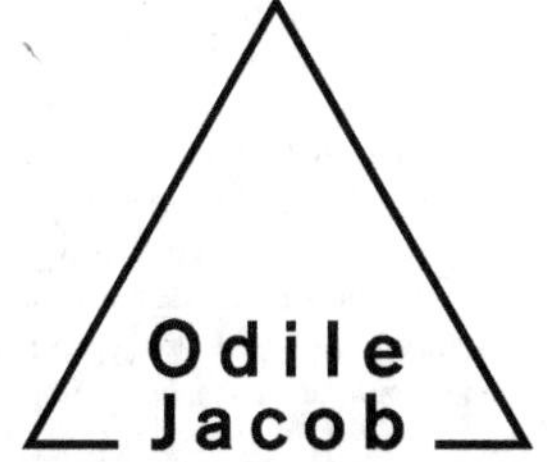

Toute maladie est un événement qui implique des échanges entre trois partenaires : le malade, son entourage, son médecin. La guérison et le mieux-être dépendent de la nature de ces échanges, et de leur renforcement mutuel. On peut vivre seul sa maladie. Mais pour réunir toutes les chances de guérir, mieux vaut être trois partenaires à la combattre.

Chaque titre de cette collection se propose d'informer, aussi complètement et clairement que possible, sur une affection. Comprendre pour pouvoir dialoguer : les rapports entre le médecin, le malade, sa famille ou ses proches en seront facilités ; leur alliance et donc la lutte contre la maladie, renforcées.

C'est aussi un guide pratique, qui fournit des renseignements sur les aides existantes, les aspects administratifs, les adresses à connaître, en bref tout ce qui peut être utile au malade et à ceux qui l'entourent.

É. Z.

COLLECTION « SANTÉ AU QUOTIDIEN »
dirigée par Édouard Zarifian

DÉJÀ PARUS

L'Anxiété, Dr Éric Albert, Dr Laurent Chneiweiss

Bourdonnements et sifflements d'oreille, Dr Martine Ohresser

La Dépression, Dr Dominique Barbier

La Fatigue au quotidien, Pr Jean-Paul Orth

Les Hépatites, Pr Jill-Patrice Cassuto, Dr Brigitte Reboulot

Jours de femme, Dr Anne de Kervasdoué

Le Mal de dos, Dr Patrick Gepner

Le Mal de ventre, Pr Jacques Rogé

La Maladie d'Alzheimer, Hubert Aupetit

La Maladie de Parkinson, Pr Pierre Pollak

Mieux vivre avec l'asthme, Pr Pierre Duroux, Pr Michel de Boucaud, Marie-Dominique Le Borgne

La Migraine, Pr André Pradalier

Le Petit Livre de la ménopause, Dr Caroline Chaine

La Prostate au quotidien, Dr Patrice Pfeifer

La Schizophrénie, Catherine Tobin

La Sclérose en plaques, Pr René Marteau

Le Sommeil de votre enfant, Pr André Kahn

Rhume des foins et allergies du nez, Dr Denis Vincent, Dr Lucile Bensignor-Clavel

Ronflement et apnées du sommeil, Dr Chantal Hausser-Hauw, Dr Bernard Fleury, Marie-Frédérique Bacqué

Sommaire

Première partie
QU'EST-CE QUE LA MALADIE D'ALZHEIMER ?

1 - Le point de vue du malade

2 - Le point de vue de l'entourage

3 - Le point de vue du praticien

4 - Les voies de la recherche

Deuxième partie
FAIRE FACE

5 - Qui consulter

6 - Les médicaments

7 - Les soutiens psychiques

Troisième partie
LA MALADIE D'ALZHEIMER AU QUOTIDIEN

8 - La vie quotidienne à domicile

9 - La vie quotidienne en institution

Guide des démarches administratives
et juridiques

Annexe :
Charte des droits et des libertés
de la personne âgée dépendante

Préambule

De toutes les grandes affections bouleversant les destinées humaines, la maladie d'Alzheimer est la plus inquiétante, la plus déroutante et la plus mystérieuse.

Inquiétante : pour chacun de nous encore jeune et bien portant, l'idée de perdre peu à peu mémoire et connaissance, se retrouver pauvre de tout ce qui a fait les plaisirs et les désirs d'une vie, cette idée est plus insupportable peut-être que celle d'une mort franche et sans bavures.

Déroutante : que devient l'amour que l'on porte à sa femme, son mari, son père ou sa mère si celui-ci ou celle-là se met à sombrer dans la dépendance, « retomber en enfance » comme disent certains ?

Mystérieuse : soyons francs, personne ne sait encore précisément ce qu'est cette maladie, ni quelle en est la cause.

Entre l'idéologie du « tout psychique » consistant à n'y voir qu'une angoisse pathologique de la mort, et celle du « tout neuronal » prétendant tout expliquer en termes d'échanges électriques et chimiques dans le cerveau, il y a place pour d'innombrables interprétations, selon la formation (et les lubies parfois) de celui qui parle.

Du reste, est-ce une maladie ? Autrefois il y avait le « gâtisme », aussi appelé démence sénile. Alzheimer, médecin allemand du début du siècle, décrivant le cas d'une de ses malades de cinquante et un ans, introduisit une démence « pré-sénile ». On a longtemps gardé cette distinction d'âge mais depuis quelques années, pour des raisons que nous expliquerons, et bien qu'il subsiste d'ardentes controverses, on tend à ranger les deux dans le même « grand sac » sans qu'on sache pour autant l'origine ni le principe évolutif de l'affection.

Cette absence de certitude se retrouve dans la façon dont on s'occupe des personnes atteintes de maladie d'Alzheimer. On entend quelquefois les mots de « légume », d'« animal ». D'ailleurs pourquoi le cacher ? Il existe des familles et des institutions où ils sont très mal traités. Les faits divers nous en fournissent de tristes exemples. Dans beaucoup de milieux toutefois, on insiste pour garder à l'individu son statut d'être humain, pour continuer à bien s'occuper de lui, même si la communication est parfois bien décevante et même s'il n'existe pas de médicament permettant de le guérir. On observe alors, sinon des guérisons, du moins des redressements spectaculaires de trajectoires qu'on imaginait vouées à la déchéance. Il est permis d'espérer, dans l'état actuel des connaissances, faire durer, le plus longtemps possible, une « démence tranquille », largement compatible avec la vie en société et avec un certain plaisir à vivre du malade.

Malheureusement ceux qui luttent pour le quotidien des alzheimériens se heurtent à des obstacles administratifs et sociaux colossaux. La maladie d'Alzheimer s'insère très mal dans les structures existantes, paradoxalement parce que ceux qu'elle frappe se portent plutôt bien sur le plan médical, et nécessitent davantage de l'attention que des traitements. Et si l'APA (Allocation personnalisée d'autonomie) est venue récompenser les efforts de tous ceux qui demandaient depuis des décennies que l'État fît face à ses responsabilités, la charge des malades et de leurs familles reste lourde, et les difficultés, de tous ordres, sont loin d'être résolues. Les institutions spécialisées sont rares et chères. La décision de placer définitivement un malade est souvent prise à contrecœur par un entourage qui ne trouve pas dans la société des relais suffisants pour soulager sa charge, ne serait-ce que transitoirement, et la rendre ainsi vivable — comme cela existe chez la plupart de nos voisins d'Europe du Nord. Et quand des mesures sont prises, leur mise en application passe par un tel maquis de textes jargonnants que les professionnels eux-mêmes y perdent leur latin : le mensuel spécialisé des assistantes sociales a récemment évalué à 2 kg le poids de l'ensemble des consignes officielles régissant la tarification des hébergements des personnes âgées !

Cette absence de politique cohérente du grand âge est d'autant plus surprenante que les gouvernements successifs ne cessent de commander des « rapports » à différents organismes de conseil sur ce thème, et que ces rapports concordent toujours sur deux points essentiels : l'augmentation exponentielle de la population des personnes âgées dans les cinquante années à venir et l'urgence d'agir[1] ! On estime entre trois et cinq cent mille le nombre actuel des malades d'Alzheimer. L'hypothèse basse est celle d'un doublement de ce nombre en vingt ans : faut-il attendre de nouvelles catastrophes comme celle de la canicule 2003 pour déclencher enfin un plan d'urgence face à cette épidémie silencieuse ?

Ce guide est destiné à fournir l'information la plus honnête, la plus complète possible sur la question, dans un langage accessible.

Bien sûr j'ai interrogé de nombreux médecins, personnels soignants, chercheurs, visité toutes sortes d'établissements. Mais le point de vue manquerait de vérité sans le témoignage des malades et leur entourage qui ont accepté de m'aider.

Je tiens à remercier les personnes dont les noms figurent ci-après, ainsi que l'association France Alzheimer, la Fondation IPSEN, la

---

1. Ainsi le rapport Cayet du Conseil économique et social (n° 98) « estime à deux millions le nombre de Français qui seront touchés par la maladie d'Alzheimer » en 2020. Bien plus, « le nombre des personnes âgées susceptibles de développer des pathologies mentales serait multiplié par six dans les cinquante ans à venir ».

Fondation nationale de gérontologie et la Fondation de France pour leur soutien efficace[2].

Mmes d'Aramon, Bourgeois, Chapsal, Louis, Claudine Maurey, Monnet, Senoble.

MM. Debaisieu, Hautebas, Lavergne, Mellières, Svahnstrom.

Docteurs Berthel, Boiffin, Boller, Bouchon, Cote, Dartigues, Desmichelle, Duterre, Françoise Forette, Hauw, Iliovici, de Ladoucette, Laforestrie, Lamour, Loizillon, Maisondieu, Meunier, Moulias, Oliver, Ploton, Siboni, Saillon.

Ma reconnaissance toute particulière va à Gérard Le Gouès, psychiatre à l'hôpital Rothschild, dont la clarté et la chaleur m'ont guidé d'un bout à l'autre du livre, à Claudie Roehri et Josette Delaunay pour leur exemple, à Édouard Zarifian et Catherine Tobin enfin pour leurs conseils…

---

2. Je préciserai au cours du livre le rôle de ces institutions. Le lecteur trouvera auprès de France Alzheimer les coordonnées d'associations locales qui apportent information et soutien.

• *Association France Alzheimer et troubles apparentés,* 21, boulevard Montmartre, F-75002 Paris. Tél. : 01 42 97 52 41 (Fax : 01 42 96 04 70). Site : www.maladie-alzheimer.com

• *Fondation nationale de gérontologie,* 49, rue Mirabeau, F-75016 Paris. Tél. : 01 55 74 67 00. Site : www.fng.fr.

• *Fondation de France,* 40, avenue Hoche, F-75008 Paris. Tél. : 01 44 21 31 00. Site : www.fdf.fr

• *Fondation IPSEN,* 24, rue Erlanger, F-75016 Paris. Tél. : 01 44 96 10 10. Site : www.ipsen.fr

Première partie

Qu'est-ce que la maladie d'Alzheimer ?

Grand âge, nous voici. Rendez-vous pris, et de longtemps, avec cette heure de grand sens.

Saint-John PERSE, *Chronique* [1]

---

1. *Vents,* Gallimard, Collection Poésie Poche, p. 95.

La maladie d'Alzheimer n'est pas vécue de la même façon par le malade, sa famille et son médecin. Aussi, à cette question : « Qu'est-ce que la maladie d'Alzheimer ? » nous n'apporterons pas de réponse empressée.

Nous présenterons patiemment chaque point de vue. Nous explorerons pas à pas chacune des implications. Nous montrerons combien les avis peuvent diverger au sein de la communauté scientifique, sans que personne ne puisse véritablement être accusé de se tromper.

Nous nous efforcerons surtout de donner aux malades et à leurs familles les moyens de dialoguer avec les soignants.

Inutile de cacher que les rapports entre les uns et les autres sont parfois très mauvais. La faiblesse des ressources de chacun devant l'affection, c'est vrai, ne contribue guère à établir un climat de satisfaction, et ce n'est pas en levant les difficultés de communication qu'on guérira les malades. Nous pensons toutefois que le déséquilibre de l'information entre les deux parties vaut d'être comblé. C'est l'objectif de ces premiers chapitres...

Le point de vue
du malade

Il s'agit ici de donner la parole à ceux dont on estime parfois trop hâtivement qu'ils en sont privés, ou que celle-ci ne fait pas sens. Les témoignages rassemblés sont extraits d'entretiens accordés par des malades d'Alzheimer à des médecins ou à l'auteur[1].

On y découvre quantité d'interrogations, de soucis, de tentatives de diversion caractérisant le mode de pensée d'une personne atteinte tant qu'elle reste capable de s'exprimer par des mots. Ce qui frappe, contrairement à une idée couramment répandue, c'est que même en présence de déficits très spectaculaires dans la vie quotidienne, il reste, pendant longtemps, de la pensée, et beaucoup de pensée, même si celle-ci abandonne parfois les sentiers exigeants de la logique factuelle, pour s'exprimer par des images.

Ensuite, il est évidemment difficile de se faire une idée de ce qui se passe dans la tête de quelqu'un qui n'utilise plus le langage, mais ce n'est pas parce que les mots font défaut qu'il faut en déduire que la

1. Retranscrits pour beaucoup à partir des archives vidéo de la consultation de psychiatrie du docteur Le Gouès à l'hôpital Rothschild ; par respect du secret médical, les identités, lieux et professions ont été transposés.

pensée n'est plus. La notion de personnalité, au sens où on l'entend habituellement, nécessite certainement dans ce cas une radicale révision, mais comme personne « n'en est encore revenu », nous ne disposons d'aucun élément indiscutable pour l'évoquer. Aussi nous nous contenterons de décrire ce qui paraît plausible du point de vue de ceux qui réfléchissent beaucoup à cet aspect de la question, en essayant de trahir les malades le moins possible...

Benoît et l'âge pénible [2]

« J'ai quatre-vingt-deux ans. J'aime la nature, la marche à pied. Il y a six mois encore, je montais au sommet du mont Blanc. J'aime aussi le monde, les gens, le bon vin, les beaux poèmes. J'ai enseigné la littérature à l'université, et connu beaucoup de contentement intellectuel. J'étais la gaieté même. Je n'ai pas eu d'enfants mais je me suis beaucoup occupé de mes neveux, qui m'idolâtraient. J'étais un vieux satisfait de son existence passée.

Et puis tout d'un coup, j'ai quitté la phase heureuse, pour plonger dans la phase pénible de la vieillesse. Je suis devenu le vieux couillon. Les gens commencent à m'engueuler. Il y a des difficultés psychiques auxquelles personne ne résisterait. »

« Je me suis mis à errer comme un spectre. »

« Je vis dans une anxiété perpétuelle. À ne retenir que les signes les plus traditionnels, j'ai vu s'accentuer mes difficultés d'identifier, nommer, ranger les choses, les jeter quand elles ne servent plus. À la question habituelle des gériatres : "Quel est le nom du président de la République ?" je ne peux plus répondre. Mon numéro de code postal, qui n'a pas changé depuis douze ans, je ne m'en souviens plus. Tout ce qui est calcul me demande un énorme travail. La simple vue d'un nombre m'inspire une véritable terreur. Moi qui aimais tant me promener à Paris, aller aux expositions, j'ai renoncé à prendre le métro. Je me suis égaré plusieurs fois et me suis mis à errer comme un spectre, les bras tendus vers l'avant, dans les couloirs. Toute ma vie est devenue comme

---

2. Benoît Prieur est célibataire. Ancien professeur d'université, il vit à Paris, dans un foyer de retraite pour enseignants, et commence à souffrir d'une « démence sénile de type Alzheimer ».

ça. Je cherche, je tâtonne. Parfois, en biaisant, j'arrive à reprendre contact avec le réel, grâce à quelques îlots : l'amitié, ma sœur, un livre. Mais c'est une espèce d'effritement. Ma vie semble se rétrécir à ce petit champ d'expérience nécessaire à l'existence courte. Pour le reste je ne vois plus rien, avant l'éternité. Et elle est bien longue, l'éternité. »

« Je suis menacé de gâtisme. »

« Si je n'avais ma sœur pour m'aider, je ne pourrais vivre une vie normale. Ce n'est pas très glorieux. J'ai le sentiment assez vif de la douleur que j'impose involontairement à ma famille. Car je suis tout de même menacé par le gâtisme complet. Il faudrait être idiot pour ne pas le voir. Le comportement des gens qui entourent un grand malade comme moi est très pesant. Tout le monde prend des airs apitoyés camouflés derrière une joie apparente. Ils se mettent un masque pour avoir l'air aimable. On est aimable avec moi comme on l'est avec un malade. Mais chaque démarche pour me rassurer m'enfonce encore davantage, car le jeu sonne faux. Les gens savent bien que je suis "toqué". Je sais que le mot est dur, mais je m'empresse de l'employer pour éviter à d'autres de le faire. »

« Un imbécile s'est emparé de ma parole. »

« J'ai une maladie chronique qui est de perdre imaginairement mes vêtements. Je crois qu'on me les a volés. Il y a à peine huit jours, je rentre d'une promenade agréable avec ma sœur. Je constate qu'on a rangé ma chambre. Immédiatement je bâtis un scénario, et vais trouver le directeur du foyer. Je lui fais une scène terrible. "Monsieur le Directeur, on m'a cambriolé, votre maison n'est pas surveillée" ! "Mais Monsieur Prieur, calmez-vous, on sait bien que c'est votre maladie…" Je suis "l'homme volé". C'est comme si un imbécile s'était emparé de mon bien, la parole, et s'en servait à mon insu pour la pervertir. »

« J'ai perdu la saisie des choses. »

« Je n'ai plus d'intérêt qu'à ce qui me touche immédiatement. Je ne suis préoccupé que de moi. Je peux lire encore, beaucoup et agréablement. Flaubert, Stendhal, pas de la camelote. C'est donc que je ne suis pas gâteux. J'ai une intelligence, je crois, encore tout à fait claire, mais j'ai l'impression que certaines connexions de mon cerveau, après avoir fonctionné parfaitement pendant quatre-vingts ans, ont cassé à un moment donné. Ce que j'ai perdu, c'est le sens de la saisie des choses, une certaine mémoire opérationnelle. Je ne trouve plus mes trous d'échappement vers le réel, comme un lapin piégé dans son terrier. »

« Sommes-nous en mars ou en avril ? »

« Je me suis réveillé ce matin à sept heures. Il est onze heures et je suis toujours incomplètement réveillé. Je n'ai plus d'idées, mais seulement une conscience diffuse, euphorique, de mon état, qui ne me cause aucune douleur, aucune souffrance. Les gens qui me soignent ont dit l'autre jour : "Monsieur Prieur est en train de perdre les pédales." Qu'est-ce que ça peut vouloir dire ? Je crois en effet que je suis en train de mélanger les personnes. Toutes mes difficultés tournent autour de la notion de temps. Je ne sais plus si nous sommes en mars ou en avril. Tout est comme pétrifié, solidifié. Je suis gagné par une nouvelle maladie, le sommeil, et c'est un grand soulagement. Depuis quinze jours je baigne dans un état entre le coma et le nirvana. Je n'ai plus aucun plaisir à me lever. Mon idéal est d'ailleurs de ne plus me lever du tout. C'est très commode pour moi. Comme ça, je n'éprouve plus de difficultés à essayer de faire ce que je n'arrive plus à faire. »

« L'homme qui hurle la nuit. »

« Cette nuit, j'ai été secoué par une crise. Je jetais mes oreillers en l'air. J'avais le sentiment de ne plus pouvoir sortir de cet état. Tout tournait autour de moi. J'avais perdu le contrôle de mon psychisme. On prétend que les braiments que je pousse dans l'obscurité réveillent les autres. Vrai ? Pas vrai ? L'embêtant, c'est d'avoir à enregistrer cette défaite. Je suis "l'homme qui hurle la nuit". Je remue des chaises. Il m'est arrivé de vouloir déplacer une armoire paysanne à trois heures du matin, ou de me lever pour aller frapper à la porte de mes collègues. Certains jours, on me dit : "Quel chahut vous avez fait la nuit dernière !" Il y a des femmes qui se demandent si je ne leur veux pas des choses. Ce qu'il faut retenir de tout ça, c'est que je suis, la nuit comme le jour, dans un état d'inquiétude permanent. »

« Je tomberai dans un trou noir. »

« J'imagine qu'un jour, une voiture, une ambulance vienne me chercher pour un mal de dent et m'emmène à Sainte-Anne, là où l'on met les grands malades mentaux. Je crains un coup monté de ce genre quand ma sœur n'est pas à Paris pour s'occuper de moi. Je n'ai confiance en personne. Un taxi est vite appelé. Quand je quitterai cette maison, je sais que je tomberai dans un trou d'où nul ne pourra me sortir, jamais [3]... »

Le vrai problème de Pierre

Pierre Porcher est le fondateur et le directeur d'un grand magazine spécialisé dans l'art. Son entourage fait état d'oublis et de pertes d'orientation de plus en plus fréquents. Il vient consulter un psychiatre pour un problème apparemment sans rapport, d'ordre conjugal, et souffre vraisemblablement d'une « démence à infarctus multiples », dont beaucoup de symptômes sont communs avec ceux de la maladie d'Alzheimer...

« Un jour, j'avais treize ans, nous étions au restaurant avec mes parents. Mon père se lève au milieu du repas pour aller donner un coup de téléphone. En même temps, à la table à côté, une belle femme se lève à son tour et se dirige vers les vestiaires. Aussitôt ma mère me demande de le suivre et lui dire ce qu'il est en train de faire. Bien sûr il ne se passait rien. C'était une coïncidence. Mais la jalousie maladive de ma mère n'a fait qu'empirer...

Aujourd'hui, à soixante-cinq ans, je me surprends à devenir comme elle. J'ai du mal à vieillir car je suis devenu impuissant. Très impuissant. Oh pas dans mon travail ! Ils peuvent toujours venir les petits jeunes derrière ! Je les emmerde ! Mais sexuellement. Mon machin ne fonctionne pas, sauf peut-être quand je rêve ou quand je dors. Me suis-je usé ? Suis-je moins viril à soixante-cinq ans que je ne l'étais à quarante ? Pourtant on raconte des tas d'histoires de gens qui font encore l'amour comme des fous à quatre-vingts ans. Et ma situation ne peut aller qu'en se détériorant.

Ma femme, elle, est très "tempéramenteuse". Pendant vingt ans nous avons connu le côté profondément heureux,

---

3. Benoît Prieur était suivi par une équipe hospitalière de gériatrie, soutenu par sa sœur, toléré grâce à ces soutiens dans un foyer de retraite non médicalisé. Un jour d'automne, sa sœur est morte subitement, tout le système a lâché. Le directeur de l'établissement l'a fait placer dans un service de long séjour. Il a fini sa vie en quelques mois, grabataire, dévoré par les escarres...

efficace, joyeux de la vie sexuelle. Mais à partir du moment où je ne la satisfais plus, pour elle, ce n'est pas une situation. Elle a vingt ans de moins que moi et toutes les raisons d'être honorée. J'ai peur qu'elle ne me quitte. La connaissant comme je la connais, énergique, capable de décision, je ne vois pas pourquoi elle ne partirait pas vivre sa vie. Et si intellectuellement je peux le comprendre, moralement ça m'est intolérable. Ma seule compensation, c'est que je reste foudroyant quand j'écris. Nous travaillons ensemble. Le magazine marche très bien. Elle me dit qu'il ne peut pas tourner sans moi, mais comme j'ai été un peu dans les vapes ces derniers mois, elle a dû prendre des décisions. Je vais mieux maintenant, et j'en souffre. Ce que je veux, c'est garder la maîtrise de mon jouet de A à Z, et pas de A à K ou de A à L ! »

Le fantôme de Paule[4]

« Mon mari est mort subitement dans la nuit du 6 avril. Je me suis réveillée et j'ai trouvé un cadavre à côté de moi. Je ne sais si mes troubles avaient commencé avant, car c'est lui qui s'occupait des affaires de la maison, mais c'est à partir de là qu'ils sont devenus apparents. J'ai des cases de la mémoire qui s'ouvrent et d'autres qui se vident. Je me rappelle des souvenirs très anciens, des bricoles sans importance, mais je n'arrive pas à retenir le jour où ma fille vient déjeuner, ni ce qu'elle a dit qu'elle apporterait. Je sens bien que ça l'énerve, et moi ce qui me fait le plus souffrir, c'est quand elle me dit : "Mais maman je te l'ai déjà répété quatre fois." Je deviens gaga. Je me dis parfois : "Bientôt tu ne sauras plus que tu existes." Je parle ou je pense à mon mari comme s'il était encore vivant. Mes enfants m'ont interdit de faire des chèques car je confondais les nouveaux et les anciens francs. On me donne du liquide et je vais faire les courses toujours chez les mêmes commerçants qui me connaissent. On m'a donné des médicaments mais ça m'a fait l'effet d'un cautère sur une jambe de bois. Parfois en parlant de choses et d'autres, quand je me sens bien, ça revient. C'est pourquoi j'aime la compagnie. On a essayé de me mettre chez les sœurs, mais il paraît que je dérangeais tout le monde la nuit. Je ne sais pas bien ce qui s'est passé. J'ai dû me lever et oublier qu'il y avait des toilettes dans ma chambre. J'ai frappé de

---

4. Paule Auvray a soixante-dix-neuf ans, est veuve, a deux fils et une fille, souffre d'une démence sénile de type Alzheimer.

porte en porte en suivant mon idée. On m'a renvoyée et ramenée chez moi avec une petite jeune fille qui me fait la conversation… »

L'ennui d'Élisabeth [5]

« L'autre jour on me demande mon âge. J'ai dit cent ans. Je m'en fiche ! J'ai une santé de fer, je suis d'un tempérament gai mais j'aimerais mieux mourir. Je ne peux plus lire et je m'ennuie toute la journée. J'étais partie m'installer à la campagne pour ma retraite. C'était mortel. Je suis revenue à Lyon au bout d'un an. Au moins je peux revoir tous mes amis. J'inscris leur numéro en gros au-dessus du téléphone… »

Ce qui reste de la pensée

Toutes ces réflexions, tous ces témoignages émanent de personnes capables encore de trouver les mots pour décrire leurs impressions. Ce sont les premières années de la maladie. Plus tard, cette possibilité de communiquer leur est enlevée. Même si la syntaxe paraît longtemps préservée (quand une phrase sort, elle est généralement correcte grammaticalement), « l'appareil » permettant d'aller chercher le bon mot semble débranché.

Alors les personnes frappées d'Alzheimer ne pensent-elles plus ? De nombreux indices tendent à prouver le contraire. Les récits sont nombreux comme celui de ce médecin strasbourgeois :

« C'était une femme très détériorée, qui ne disait plus rien de compréhensible depuis longtemps. Un soir d'hiver il neige. Je la prends par le bras et la conduis tout doucement à la fenêtre. "Comme c'est beau !" articule-t-elle, avec un bon sourire qui lui inonde le visage… »

Ou bien l'anecdote de ce chef de service parisien : « Quand nous avons déménagé l'antique aile des longs séjours pour nous installer dans nos nouveaux locaux, nous avons retrouvé un piano poussiéreux

---

5. Élisabeth Feuillette a soixante-neuf ans, est veuve, sans enfants.

et déglingué, qui n'avait pas dû servir depuis des dizaines d'années. Nous l'avons mis dans un coin, avec l'idée de le réparer. Un soir nous avons entendu une cascade de notes. C'était une vieille patiente que nous jugions irrémédiablement démente. Elle avait été professeur de musique. Elle a dit : "Mais il est complètement faux ce piano !" Nous avons fait réaccorder l'instrument et elle s'est remise à jouer... »

À l'hôpital Charles-Foix d'Ivry-sur-Seine, sous l'impulsion d'un psychologue[6], des professeurs des Beaux-Arts ont ouvert un atelier aux très nombreuses personnes âgées de l'établissement. On est frappé de la capacité d'expression restant chez des malades en phase quasi terminale de la maladie, peignant parfois sur des civières. Lorsqu'on diagnostique une disparition de la faculté de penser, on serait plus prudent de préciser « à penser comme tout le monde ». Seule la difficulté à communiquer est indiscutable.

Cette question du lien entre pensée et langage est même très étrange. Dirait-on d'un chien ou d'un enfant en bas âge qu'ils ne pensent pas, que ce sont des « légumes » pour le simple motif qu'ils ne parlent pas ? Ce que nous accordons à nos enfants et nos animaux domestiques, n'en privons pas des êtres humains âgés sous prétexte qu'ils ont été capables, à un moment de leur existence, de « faire mieux », d'avoir une vie sociale, familiale ou professionnelle plus riche ou plus performante. Que l'on supporte mal d'avoir devant soi le spectacle de ce que l'on ressent comme une déchéance, c'est une chose compréhensible, mais un effort s'impose pour essayer de se mettre dans la tête d'un malade.

Et d'abord que savons-nous de la vie mentale d'une personne âgée non atteinte ?

« Une carapace d'insensibilité se forme lentement autour de moi. Je le constate sans m'en plaindre. C'est une évolution naturelle, une façon de commencer à devenir inorganique. »

---

6. René Laforestrie, qui a publié un ouvrage sensible et sensé sur la sexualité du grand âge, *Aimer jusqu'au bout de la vie,* Éditions Hommes & perspectives, Marseille, 1992.

Ce chantre du détachement propre au grand âge n'est autre que Sigmund Freud[7], père de la psychanalyse. Le poète Saint-John Perse y voit pour sa part une « route de braise, et non de cendres[8] », quant à l'écrivain Alberto Moravia, jeune marié à quatre-vingts ans, il concluait : « La vieillesse est une maladie, j'en suis tout à fait convaincu…, mais jusqu'à présent, je ne suis pas contaminé[9] ! »

Il serait impossible ici de présenter toutes les théories, toutes les réflexions proposées par ceux qui font métier de réfléchir sur les vieux malades qu'ils soignent. On peut toutefois, en suivant Gérard Le Gouès, regarder le parcours d'un dément comme une perte progressive d'identité.

L'émiettement du moi

Chacun de nous se croit défini par son système de pensée, ses opinions, ses prises de position. « Si je pensais le contraire, je ne serais plus moi. » Le malade d'Alzheimer, dans les débuts de sa maladie, subit des « trous de pensée » qui le fragilisent, comme autant de voies d'eau dans le vaisseau de son moi.

Sa réaction est de se défendre en s'accrochant à des valeurs sûres. Il est moins habile à créer de nouvelles associations et produire de nouvelles opinions, comme le fait chacun de nous dans la vie de tous les jours. Il gère le stock existant, débitant parfois un discours impressionnant par sa richesse, qui fait illusion à la première rencontre, mais pas à la seconde quand on constate qu'il se répète. Et puis, même en terrain connu surviennent ces fameux « trous de pensée ». Pourquoi une telle expression pour désigner ce qu'on appelle plus couramment des trous de mémoire ? Parce que la mémoire, d'après ce qu'on croit aujourd'hui, est davantage un *acte de la pensée*, consistant à rassembler les souvenirs nécessaires à l'élaboration

---

7. Lettre à Lou Andréas-Salomé (215) *in Correspondance 1873-1939,* Gallimard, 1979, p. 390-391.
8. « Chronique », *in Vents,* Gallimard, Poésie Poche.
9. *Le Figaro,* 30 novembre 1987.

d'un récit, qu'une carte de circuits imprimés où seraient engrammées des données.

À preuve cette scène où un homme de soixante-dix ans raconte ses souvenirs au médecin qu'il voit la première fois. Depuis un quart d'heure le patient dévide un récit sans queue ni tête, mêlant lieux et époques, jusqu'au moment où le malade évoque une visite dans une cave, du côté de Reims, où il a bu une bouteille de…

« De quoi ? demande le médecin.

— Eh bien, vous savez cette boisson pétillante, servie dans une sorte de bouteille avec un col blanc…

— Essayez de retrouver la forme de la bouteille, cela vous aidera peut-être… »

Ainsi débute un véritable dialogue, alors qu'il ne s'était agi jusque-là que d'un interminable monologue sans véritable communication entre les deux hommes, dialogue rendu possible par le désir chez le malade de retrouver le mot manquant, et par la sage attitude du médecin de ne pas le lui souffler.

« Vous, je suis sûr que vous l'avez déjà trouvé le mot, n'est-ce pas docteur ?

— Ce n'est pas ce qui compte. Ce qui compte c'est que vous le retrouviez, et je vais vous aider… »

La conversation dévie. L'homme n'a pas de fils, mais un neveu, qui revient souvent dans son discours et qu'il semble beaucoup aimer. Le médecin lui pose des questions sur ce personnage. Et soudain c'est le miracle :

« Tiens ! Ça me rappelle un jour pour l'anniversaire de mon neveu. Nous avions débouché une bouteille de CHAMPAGNE !... »

Il faut avoir vu la jubilation de cet homme pour comprendre le plaisir de faire à nouveau fonctionner quelque chose qu'on croyait mort. Ce n'est pas le mot « champagne » qui s'était effacé de la mémoire, mais le processus de remémoration, l'outil mental allant chercher le mot juste au bon moment, qui était lésé. Il a fallu remuer toute une charge affective (l'évocation du neveu aimé, l'ambiance associée au breuvage) pour que le malade réussisse enfin, de lui-même, à repêcher le souvenir de l'eau trouble, et avec quelle joie.

Voilà pourquoi il est sans doute plus juste de parler de « trous de la pensée ». Continuons maintenant de nous mettre à la place de cet homme et demandons-nous quelle serait notre réaction devant un tel constat.

Si l'on ne se sent pas mis à l'épreuve par un entourage impatient que ces absences agacent, si l'on sait tempérer sa propre exigence de soi, on trouve la patience et le désir de risquer l'expérience de la remémoration, reconstruire une sorte de radeau avec les fragments du naufrage. Ce qui compte alors n'est pas de trouver ou ne pas trouver, mais prendre plaisir à ce travail, comme chacun de nous, à chaque seconde de réflexion de sa vie quotidienne. C'est un plaisir tellement banal, tellement constant, que nous ne l'identifions même pas, et n'en prenons conscience que lorsqu'il disparaît[10].

Si l'on se sent coupable de dérailler au contraire, ou si un proche plein de bonnes intentions, en soufflant systématiquement le mot manquant, étouffe la velléité de ce désir et confirme le malade dans son échec, celui-ci risque d'abandonner la partie. Il va laisser les éléments épars de son passé se bousculer de plus en plus dans son discours, sans chercher à y mettre de l'ordre, donnant naissance à une sorte de délire pseudo-biographique, un « rêve vigile », selon la terminologie de Gérard Le Gouès, où vrais souvenirs, faux souvenirs et fabulations se mêlent comme dans les monologues d'enfants en bas âge dans leur lit.

De ces observations, nous le verrons, résulte une attitude thérapeutique : accompagner, avec tout le tact et l'habileté possibles, la pensée vacillante du malade qui reste capable de nombreuses opérations à condition qu'on ne l'accule pas à l'échec.

Des trous dans la perception

Après de laborieux efforts pour maintenir son moi pensant hors de l'eau, le malade n'a plus les moyens de surnager et entre dans une nouvelle phase de la vie mentale. Il lui reste évidemment de la pensée,

---

10. « L'expérience enseigne assez qu'il y a un bonheur de la pensée, et ce bonheur, quand bien même il serait illusoire, vaudrait encore, comme bonheur, la peine d'être vécu », dit le philosophe André Comte-Sponville dans « L'âme machine » *in L'Âme et le corps,* Plon, 1990.

mais celle-là nous est inaccessible. L'essentiel de l'identité tient désormais à la faculté de percevoir et de sentir.

Pour comprendre la situation, imaginons-nous dans un pays étranger dont nous ignorons la langue. Nous sommes incapables de dialoguer mais nous arrivons parfois à nous faire entendre de personnes bien disposées à notre égard. Et quel plaisir, du reste, d'enfin tomber sur quelqu'un de suffisamment patient pour nous écouter. Le pauvre, nous aurions même tendance à abuser de sa gentillesse, comme on voit parfois un alzheimérien coller aux basques d'une infirmière qui lui a rendu service.

C'est un stade où l'on a besoin de régresser, comme disent les psychanalystes, c'est-à-dire en revenir à un fonctionnement mental et affectif plus économique parce qu'on ne se sent plus les moyens de faire face à certaines difficultés. Ainsi Benoît Prieur, naguère grand promeneur, finissait-il par passer ses journées au lit.

Ces régressions interviennent également sur le plan affectif. La vie de chacun de nous peut être comparée à une pièce de théâtre, avec une distribution abondante, aussi riche en premiers qu'en seconds rôles : grands-parents, parents, enfants, conjoint, amis, personnes admirées, etc. Chez une personne frappée de maladie d'Alzheimer, tout se passe comme si la pièce devenait trop difficile à suivre avec tous ses personnages, qu'il convenait donc de simplifier la distribution, supprimer les seconds rôles pour ne garder que les personnages clés. Toute fille est ma fille. Toute femme est ma mère. On est même prêt à « tuer » un personnage encombrant, ou ressusciter un mort vécu comme nécessaire. Ainsi cette vieille femme sur son lit de mort, qui parle à sa fille comme si elle s'adressait à sa mère, et refuse toute autre assistance. Ou cet homme qui appelle sa mère un beau matin pour lui annoncer — pure invention — que son frère est mort...

Là encore il est faux, ou trop simple, de dire que le malade ne « reconnaît » plus son entourage. C'est que l'urgence n'est tout simplement plus là. Il s'agit de sauver sa peau malgré des moyens diminuant.

Petit à petit le langage disparaît, la faculté de comprendre aussi. D'autres sens comme la vision, l'audition, le toucher prennent alors le relais. « Mes mots attentifs n'étaient pas si rassurants que la main que je lui posais sur l'épaule au début et en fin de visite », raconte un médecin de campagne. Et quel plaisir pour cette mère, incapable de suivre l'évolution de son compte en banque, quand son fils découvre que le simple contact avec un billet de banque suffit à la rassurer sur ses finances...

À ce stade, les malades ont d'ailleurs plaisir à être en compagnie d'enfants jeunes ou d'animaux domestiques, de tous les êtres qui vivent davantage dans la perception. « Il n'était plus possible de laisser mon mari sortir seul car il se perdait. En revanche lorsqu'il partait avec la chienne, il se sentait en sécurité et j'avais confiance... »

Et puis la perception elle-même s'émousse, le malade ne conserve apparemment plus qu'une sorte d'identité affective, la faculté de sentir s'il est en milieu hostile ou non. Il vit dans l'instant. Les ambiances, les climats comptent énormément. La personne qui entre dans la chambre n'est pas reconnue, mais le malade sait si elle est associée à de bons ou de mauvais moments passés. C'est le stade ultime de la régression, où l'on peut voir des personnes passer leur journée à sucer un bout de chiffon ou caresser un objet. L'appauvrissement est tel que le désir de vivre s'éteint. Le malade ne s'alimente plus. La nourriture qu'on lui impose ne le nourrit plus. Si une autre affection ne s'empare pas de cette vie fragilisée, la mort vient de l'épuisement des dernières réserves...

Faut-il davantage de courage pour vivre ou pour mourir ?

Beaucoup d'entre nous disent aujourd'hui : « Moi, si une telle déchéance s'abattait sur moi, je voudrais qu'un de mes proches ait le courage de me supprimer. » Belles phrases quand on les prononce, si rarement exécutées. Est-ce faute de trouver un « proche courageux », ou n'est-ce pas qu'avec dix ou vingt années d'avance, tout paraît plus simple, trop simple ? L'adolescent parle de se suicider quand il sera vieux... à trente ans. Le trentenaire veut en finir... à soixante. Rares sont les passages à l'acte, tant importent l'écoulement du temps et le patient travail mental d'habituation qu'il déclenche, habituation à la déception, habituation à la souffrance, à l'idée de ne pas forcément toujours être à la hauteur.

Certes, aujourd'hui, l'idée que je puisse demain ressembler à ce vieillard jargonnant, déambulant sans repos dans les coursives d'un établissement spécialisé au milieu de dizaines d'autres, m'est insupportable. Mais lui qu'en pense-t-il maintenant ? N'y a-t-il pas encore du plaisir dans la vision de la lumière chaque matin, les mains d'une femme qui viennent le laver et l'habiller, le goût rassurant des entremets chocolatés ? C'est toujours, comme le dit la formule, « mieux que rien ». Cet homme, voici dix ans, clamait lui aussi peut-être, devant une assistance familiale aimante et admirative : « Ah ! mes enfants, si vous m'aimez, le jour où je perdrai les pédales, donnez-moi une boulette... »

Mais ici, devant lui, de quel droit prendrions-nous une telle position ? Au nom d'un engagement passé ? Mais on divorce aussi, on change d'avis, la vie se charge sans cesse de réviser les grandes promesses. Blaise Pascal priait Dieu qu'il lui donne « le bon usage des maladies ». Qui n'a pas été frappé du courage de certains malades, soudain révélé dans la difficulté, comme si même au fond de la souffrance la plus vive, restait toujours chez l'homme une curiosité de voir le lendemain, vivre l'aventure comme elle vient, aussi dérisoire paraisse-t-elle vue du haut de la montagne, mais combien longue encore, et précieuse, et pleine de surprises pour qui suit le sentier au fond de la vallée ? Ces grandes déclarations ne sont-elles pas simplement ce qu'on appelle des « vœux pieux » pour calmer son angoisse ?

Un psychiatre parisien parle de ces choses franchement. « Certains malades, encore bien lucides, me demandent de façon discrète si je pourrais leur donner les moyens de partir au cas où ils le désireraient. Mon attitude est de ne pas court-circuiter le travail nécessaire de la pensée. "Ce que vous me dites, c'est évidemment ce que vous avez besoin de penser aujourd'hui, parce que vous avez peur. Nous ne savons pas ce que vous en direz dans six mois ou un an. Je retiens votre idée. Nous en reparlerons quand vous le voudrez"... »

Car il y a la déprime passagère, qu'il est possible de soigner en sortant le malade de son isolement moral. On n'imagine pas les solutions qui viennent à l'esprit du simple fait d'une liberté et d'un dialogue retrouvés.

Et à côté de cela il y a le suicide « philosophique », qui n'est pas une réaction à l'annonce d'un diagnostic pessimiste, mais un choix très personnel et très profond. Ceux qui en sont là ne demandent rien. Ils font le travail eux-mêmes et ne se ratent pas. On est surpris des ressources qui restent à certains pour se donner la mort.

Aussi pour nous mettre une dernière fois dans ce chapitre « du point de vue du malade », gardons simplement l'idée que nous ne devons pas projeter en lui notre propre angoisse de la déchéance, que sa vue ne fait que réveiller.

Le point de vue
de l'entourage

Trous de mémoire, difficultés de communication, troubles de l'humeur… Dans les livres, dans les articles, la maladie d'Alzheimer suit un scénario bien réglé. Pourtant chacun de nous a vainement cherché un mot sur le bout de la langue, demandé son chemin dans un quartier qu'il croyait connaître, traité son prochain de noms d'oiseaux…

C'est qu'une fois le diagnostic — ou le soupçon de diagnostic — posé, la personne semble aspirée par un inéluctable et pitoyable destin. Ses gestes, ses humeurs sont interprétés selon une logique unique : la dégénérescence. On omet les avancées, on ignore les rémissions. On oublie les possibles réaménagements ou rééducations. On ne veut pas penser que vivre, même malade, c'est toujours vivre, et qu'au sein de la souffrance morale la plus vive subsiste un espace pour le plaisir et pour la joie.

Bien sûr, il serait hors de question ici de nier la réalité des manifestations de la maladie d'Alzheimer, mais il convient de témoigner, grâce à des dizaines de familles rencontrées, que le mot « dégénérescence », s'il a un sens médical bien précis, ne suffit pas pour décrire la vie quotidienne d'une personne et de son entourage frappés par la maladie. Certes, au bout du compte, tout finit toujours de la même façon (et c'est vrai pour chacun de nous, Alzheimer ou pas...). Entre-temps subsiste une importante marge de manœuvre, et c'est bien sûr ce temps-là qui compte du point de vue des rapports humains.

Avoir une maladie d'Alzheimer dans sa famille, c'est un coup dur, mais ce n'est pas non plus la fin du monde. On continue de vivre, de vivre bien, de vivre mal selon la façon dont on décide de prendre les événements, selon que tout au long de sa vie, on s'est bien ou mal préparé à la difficulté, à la souffrance. Car il faut comprendre qu'une telle affection s'installe petit à petit, sur une vie familiale déjà ancienne et construite, à une période de la vie où les ennuis de santé sont fréquents, parfois graves. Là où ça se passait mal, ça ira généralement encore plus mal. Là où les liens étaient intenses et solides, malgré l'immense fond de tristesse, il reste place pour l'amour et la dignité. On constatera dans les témoignages qui suivent combien sont diverses les situations rencontrées.

Couchés par terre

« Boris perdait tout. Il y avait des moments où il ne parlait même plus le français. Pourtant son être était là, tout entier, l'amour était là comme il avait toujours été en nous. Ce qui n'allait pas c'était le corps, l'appareil. Dans le fond ce n'était pas bien grave. Nous étions ensemble, cœur à cœur, et nous échangions des choses que nous n'avions peut-être pas eu le temps d'échanger pendant toute notre vie. Il perdait l'équilibre. Il avait des vertiges. Il se couchait par terre. J'en faisais autant. Nous étions sur le dos. Nous nous tenions par la main. Parfois sans un mot, parfois en parlant quand il le pouvait. Nous refaisions le trajet de notre vie passée, présente, et sans doute future... »

Boris Dolto était le mari de Françoise, la célèbre psychanalyste. Il n'était pas atteint de maladie d'Alzheimer, mais d'une affection vasculaire aux effets comparables, d'évolution plus rapide. Cette confidence est citée par Madeleine Chapsal, la romancière de *Une Saison de feuilles*[1]. Il suffit parfois d'une phrase pour changer une vie. Cette phrase lui a permis d'accepter l'aventure que fut la maladie de sa maman[2].

« Nous ne connaissions pas le mot d'Alzheimer ma sœur et moi. Nous avions simplement constaté que maman, qui était déjà une personne âgée, perdait peu à peu la mémoire ; et d'une certaine manière, ça nous faisait plutôt rire. C'était une sorte de plaisanterie en famille. Il fallait faire attention. Maman oubliait tout. Un jour elle nous a dit : "Mes pauvres enfants je perds la mémoire, tant pis pour vous." Et en effet c'était un peu tant pis pour nous. Elle dirigeait une grande maison de couture. Elle a eu une sorte d'accident vasculaire qui s'est surajouté, comme il arrive. Elle a fait faillite d'un instant à l'autre et s'est retrouvée à la retraite. Nous pensions qu'elle était simplement à la retraite, mais nous ne nous rendions pas compte qu'elle était en train de s'enfoncer. Plus exactement nous nous sommes enfoncées avec elle, c'est-à-dire que ma sœur qui vivait seule l'a prise à la maison, et toute la vie s'est mise à tourner autour de maman. Autour de ses heures de réveil : elle s'était toujours réveillée tard, elle se réveillait encore plus tard. Autour des repas, autour des brèves sorties qu'il fallait faire avec elle : ne jamais la laisser seule puisqu'elle avait fait quelques fugues. Peu à peu maman a marché de moins en moins, parlé de moins en moins, s'est réfugiée dans ce qu'elle connaissait très bien, c'est-à-dire sa chambre, un peu la cuisine — où il a fallu fermer le gaz et le remplacer par de l'électricité parce qu'une fois elle l'avait laissé ouvert —, son fauteuil et beaucoup la télévision. Et ça n'était pas triste.

C'était à la fois une catastrophe. Ma sœur disait : "Nous assistons au naufrage d'un cerveau." Mais en même temps nous ne vivions pas ça comme une horreur de tous les instants. Je ne souhaite ce drame à personne, mais à partir du moment où il est là, je me suis aperçue qu'on pouvait en tirer, comme l'a fait Françoise Dolto avec son mari, un approfondissement de la relation avec la personne qui est malade, et aussi avec les autres. Parce que les gens de la famille, ma nièce, les enfants — les enfants n'ont jamais été gênés par l'état de maman —, nous nous

---

1. Chez Fayard.
2. Témoignage France Alzheimer.

réunissions autour d'elle, et autour d'elle se disaient des choses que nous n'avions pas eu l'occasion de nous dire auparavant dans la vie courante, parce qu'auprès d'un malade atteint de cette maladie, il n'y a plus le temps. On ne peut pas faire de projets. Demain est déjà loin, très loin. Alors on s'enferme dans une espèce de bulle et on parle. D'abord d'affaires simples, affaires du cœur, affaires des uns et des autres, mais aussi de la beauté des choses, des fleurs, d'un morceau de ciel si l'on est à la campagne ; à tous, à toutes, maman a ouvert une sorte de communication que nous ne connaissions pas jusque-là. Nous étions alors plutôt dans "l'adaptation" comme le veut notre société. "S'adapter", "produire", "être performant", montrer à chaque instant qu'on a toutes ses capacités. Eh bien, non ! On peut être soi-même et ne pas avoir toutes ses capacités. Cette aventure a donc été pour moi un enseignement, que nous avons vécu dans la solitude car nous ne savions pas que c'était une maladie qui entrait dans une catégorie connue. Nous pensions simplement que c'était l'âge, la vieillesse, que c'était sa manière à elle de vieillir et que c'était comme ça... »

Le jour où votre mère ne vous reconnaît plus

« Nous avons eu la chance de pouvoir la garder à la maison, dans son pays d'origine le Limousin, avec une employée à demeure. Nous nous relayions, ma sœur et moi, un mois sur deux. Autour d'elle s'est créée une sorte de réseau. Les gens nous disent : "On va vous aider avec votre maman, vous pouvez partir faire vos courses", et ils restent avec elle. Là aussi s'est établie une solidarité que je ne connaissais pas, et qui je crois va beaucoup mieux dans les milieux ruraux.

Je ne voudrais pas qu'on pense que je trouve formidable d'avoir quelqu'un avec cette maladie à la maison, mais il peut dans certains cas y avoir un "plus". Les gens du pays sont venus me raconter des choses sur mon enfance, sur ma grand-mère, mon grand-père, sur d'autres gens encore plus anciens... Maman nous demandait de la rassurer physiquement. Il fallait qu'on la prenne par la main, qu'on lui fasse des câlins, qu'on l'embrasse. Elle disait tout le temps : "Vous êtes gentilles." Elle remerciait pour tout. Elle a toujours énormément remercié. Maintenant elle n'a plus la parole, mais elle a un regard...

Il y a aussi des choses pathétiques. Le jour où votre mère ne vous reconnaît plus, ce n'est pas facile à admettre. Elle aime beaucoup les femmes et les filles très jeunes. Je crois qu'elle les prend pour ses filles, et je ne suis plus tout à fait sûre d'être sa fille. Pour elle je suis sans doute un peu trop âgée. Mais les filles de dix-huit-vingt ans, ce sont ses chéries. J'ai été touchée de l'espèce de compréhension immédiate des adolescentes qui choisissaient de s'occuper de maman. Comme il y avait une entente très grande, le soir nous nous réunissions autour d'elle pour parler, mais aussi pour regarder la télévision. On la couche sur son lit, elle dort. Ce sont des moments de paix, de sérénité, je dirais presque de prière, de spiritualité. Il y a quelque chose que les médecins n'osent pas trop aborder, c'est ce rapport d'amour — Françoise Dolto m'avait prévenue — qui peut rester entier, et même se développer... Une personne qui vient d'ailleurs peut se dire : "Ça ne doit pas être amusant de s'occuper tous les jours de personnes aussi abîmées physiquement, qui parlent aussi mal, aussi peu, ou pas du tout." Mais ce qu'on ne voit pas, c'est cet amour justement. Si on veut s'occuper de ces gens-là il faut les aimer. Il faut être généreux avec eux. Et alors ils rendent ce qu'on leur apporte, par le simple fait qu'on se sent heureux de bien s'en occuper... »

Elle s'est mise à faire des choses bizarres

Ce genre de témoignages sur la maladie n'est pas rare. On pourrait les qualifier de « lumineux ».

Lumineuse aussi était Lucie Robin, dans une belle ville rhénane, un soir de juillet. Elle parle de son enfance, joyeuse, pleine de gaieté, auprès de deux parents qui s'aiment. Le père meurt à soixante-quatre ans, elle n'en a que vingt-neuf, vient de divorcer et élève un petit garçon de deux ans et demi. La mère, femme-enfant, a toujours été dorlotée par son mari.

« Je m'étais dit : Maman ne lui survivra pas. À la surprise générale, elle s'est montrée d'une dignité extraordinaire. Elle s'est sentie utile et m'a beaucoup aidée. Nous avons passé trois années très gaies. J'ai alors rencontré celui qui est devenu mon second mari, et je n'entendais pas ce que je nommerais aujourd'hui ses appels à l'aide. Elle me disait : "Je ne te vois presque plus", alors que je passais tous les jours la voir. Elle me téléphonait à mon travail quatre, cinq fois dans l'après-midi. Elle devenait accaparante, et se mettait à faire des choses bizarres. Elle inventait des événements qui ne s'étaient pas produits. Elle perdait la notion de l'heure. Un jour, je reçois un coup de téléphone de la directrice de l'école : "Madame, il y a votre maman qui veut emmener un autre petit garçon." Un autre jour, elle oublie carrément d'aller le chercher. Je téléphone chez elle. Elle me répond : "C'est parce que je n'arrive pas à donner à manger à papa." Je débarque à toute vitesse. Elle est assise devant sa photo, avec une assiette et de la viande qu'elle vient de lui couper. Je l'ai traitée de folle et l'ai secouée. J'en ai beaucoup de remords aujourd'hui. Ce n'est pas ce qu'il aurait fallu faire. J'avais peur qu'on ne la mette dans un asile, alors je n'ai rien dit, et j'ai fait jurer à mon fils de ne pas dire ce qu'il avait vu. Petit à petit, comme ça, elle s'est mise à dérailler. Par éclipses dans les premiers temps, puis de plus en plus fréquemment. Vis-à-vis des gens extérieurs, elle sauvait les apparences. Elle leur disait bonjour de façon très aimable, toujours avec les mêmes formules de politesse. Puis elle est devenue incontinente. Elle avait une femme de ménage alsacienne, qui était tellement dégoûtée qu'elle se contentait de saupoudrer les saletés d'une grosse épaisseur de poudre à récurer. J'ai embauché quelqu'un d'autre, une Marocaine,

Amina, qui avait mon âge, et qui est un peu devenue depuis comme une sœur pour moi. Dans son pays, on respecte les vieux, même s'ils perdent les pédales. Elle disait : "Ce n'est pas grave, c'est une mamie. Je vais bien m'occuper d'elle." Elle a toujours été là dans les moments difficiles.

En fait, je ne savais pas si tout cela était normal ou non. Je n'avais jamais entendu parler de la maladie d'Alzheimer. J'ai été voir un neuropsychiatre réputé, qui m'a dit : "C'est l'âge, elle va devenir complètement gaga, vous feriez mieux de la mettre dans une maison spécialisée..." Il n'en était pas question. J'ai changé de médecin. Je suis tombée sur une femme très bien, que j'ai revue souvent, qui m'a conseillé de m'organiser. À chaque consultation, je lui disais : "Je devrais vous payer deux fois docteur, car vous m'aidez autant que vous aidez maman." La vie a ainsi continué, cahincaha. Je déposais maman deux fois par semaine à l'hôpital de jour. Amina venait quatre heures le matin et l'aprèsmidi, allait chercher mon fils à la sortie de l'école et le lui amenait. Entre maman et lui, c'était formidable. Il l'adorait, sans aucune gêne. Il fallait voir ce garçon de sept ans aider sa grand-mère à se rhabiller ! Moi je passais tous les soirs. Quand elle restait seule, nous l'enfermions à clé dans son grand appartement de 260 m^2. Je continuais de faire des choses avec elle, de l'inviter au restaurant. Je l'ai même emmenée en Grèce !

Un jour elle a eu la grippe. Elle est restée huit jours allongée, elle a eu une escarre à la cuisse, ces espèces de croûtes noirâtres et dures qui se forment sur la peau quand on reste longtemps allongé et affaibli. J'ai fait venir le médecin de garde, qui l'a incisée sur place et m'a affirmé avoir la situation en main. Le lendemain il m'a téléphoné : "Madame, ça se gâte, il faut l'envoyer en chirurgie d'urgence." Elle est entrée dans le service d'un grand patron, qui était très gentil, qui l'a soignée très efficacement, mais qui ne prêtait aucune attention à son état psychologique. On lui a fait trois anesthésies générales en quelques semaines. Elle ne parlait plus et ne marchait plus... mais elle avait une cicatrice superbe. On m'a dit : "Ça serait arrivé de toute façon." Je ne peux pas croire qu'il n'y ait eu aucun lien entre les deux événements. Je ne pouvais plus la ramener chez elle. J'ai trouvé une maison de retraite gérée par des religieuses, soi-disant médicalisée, d'extérieur très agréable, mais où on l'a laissée se déshydrater. Évidemment, elle n'était plus capable de demander à boire ! Alors elle est retournée aux urgences. Un jour je l'ai trouvée la bouche ouverte, bloquée. On me disait : "Ça arrive chez les vieilles personnes démentes." Heu-

reusement un petit interne s'est inquiété ; il a convoqué un stomatologiste. Ce n'était qu'un banal décrochement de la mâchoire. Seulement voilà : à chaud, ça se remet facilement, mais à froid... il a fallu anesthésier à nouveau, opérer. Maman s'est retrouvée trois mois avec la mâchoire coincée par des fils de fer. Elle a perdu le réflexe de manger. On l'a alimentée artificiellement par un tuyau dans le nez pour le restant de ses jours. Elle a été acceptée dans le service de long séjour du même hôpital, le « mouroir » comme l'appellent certains, à tort car j'y ai rencontré des gens d'une grande humanité. Il y avait cependant des détails qui me gênaient. Par exemple, comme maman avait tendance à arracher son tuyau d'alimentation, les infirmières lui attachaient les mains sur son fauteuil ; ça me révoltait, même si je comprenais qu'on ne pouvait être en permanence près d'elle. Aussi je venais la détacher pendant l'heure du déjeuner, et j'envoyais Amina l'après-midi, qui s'en occupait merveilleusement. Elle m'appelait vers quatre heures pour me raconter comment ça s'était passé. J'y retournais le soir. En dépit de toutes ces misères, maman était toujours souriante. Elle ne parlait plus, sauf pour me dire parfois, magiquement : "Oh ! ma chérie comme tu es jolie." Je mettais toujours des fleurs fraîches dans sa chambre, ainsi qu'un bouquet en soie que je changeais chaque saison. Il y avait des photos de ceux qu'elle aimait. Je prenais bien soin de ses affaires. Des draps brodés. Des taies décorées. De jolies chemises de nuit. J'ai lutté dans le service pour qu'on cesse d'offrir des charentaises et des robes de chambre aux pensionnaires à Noël !

Quand j'entrais je lui nettoyais le visage à l'eau tonique, puis je lui mettais ses crèmes et son parfum ; je prenais bien soin de respecter ses marques préférées ; je n'allais pas lui donner du Vichy quand elle avait employé du Lancôme toute sa vie ! Je la tenais par la main. Je me penchais sur elle. Quand elle se sentait bien, elle m'embrassait. Les médecins ne me croyaient pas quand je leur disais ça. Son grand plaisir, c'était que je la pousse dans sa chaise roulante sous les arbres du parc les jours de soleil. Quand j'arrivais à l'hôpital, j'avais le cœur qui battait. Je repartais apaisée. Je me disais : Voilà ; tu as fait quelque chose aujourd'hui ; maman va bien ; encore une journée qui s'est bien passée. J'éprouvais sans doute ce que doivent ressentir les mamans d'enfants handicapés. Cette femme n'était plus ma mère, mais je me sentais très fortement liée à elle, très fortement utile. Aussi quand elle est morte, ce fut le coup de tonnerre. J'aurais pourtant dû m'y attendre, m'y préparer depuis longtemps, mais il s'est passé quelque chose de très bouleversant. J'avais demandé par écrit d'être prévenue, de jour comme de nuit, au cas où elle se sentirait mal. Au bout de deux ans, le papier était perdu au fond du dossier, on a préféré me laisser tranquille... Je m'en suis voulu, et je m'en veux encore, de ne pas avoir été là comme je me l'étais juré, pour lui tenir la main.

Depuis, j'ai le sentiment de ne pas avoir complètement terminé mon travail. Le temps que je consacrais à ma mère, je le donne maintenant à une association d'aide aux familles de malades d'Alzheimer [3]. Car les familles, quand elles sont touchées, n'ont pas le temps de se défendre, de chercher les bonnes solutions. Je ne peux évidemment pas leur enlever leur chagrin. Ce que j'ai vécu, elles doivent le vivre. Mais je peux les aider avec mon énergie et mon amour... »

Ma mère n'est plus ma mère

Cette personne que Lucie Robin continuait de tant aimer n'était plus sa mère, elle le dit bien, mais quelqu'un comme son enfant

---

3. Alsace Alzheimer, affiliée à France Alzheimer.

handicapé, un être meurtri. Parce qu'elle avait su tirer un trait sur le personnage qu'elle avait toujours connu, parce qu'elle avait su inventer quelqu'un à aimer au lieu d'exiger qu'il restât fidèle à l'image convenue d'une mère, elle traversa l'épreuve avec cette confiance en soi, cette tranquille conscience qui évite bien des souffrances.

Tous les proches de malades d'Alzheimer n'ont pas cette chance. Ainsi ce professeur dont la mère sombre dans la démence : « Avec maman, nous parlions d'art, de culture, de psychanalyse. Aujourd'hui elle est encore capable de réciter des tirades de Corneille, mais ne se souvient même plus que j'ai deux enfants. Je préfère ne plus la voir, c'est comme si elle était morte pour moi… »

Et nous découvrons alors, à mesure de nos rencontres avec les familles, que la maladie d'Alzheimer déterre les souffrances enfouies, provoque l'épuisement, la haine parfois, chez ceux que la vie a fatigués. « C'est en soignant la famille que je soigne le malade », explique un médecin…

Toute une vie pour en arriver là

Ainsi madame Courtay, d'Étampes, rencontrée une première fois lors d'une réunion publique, montrant à l'assistance ses bras pleins de bleus : « C'est mon mari qui m'a fait ça. Je vis seule avec lui. Vous voyez comme il est encore fort ! » Elle raconte :

« Nous n'avons pas fait un mariage d'amour. En tout cas pas moi. Lui oui. Il m'adorait. Il a perdu sa mère quand il avait huit ans. J'ai l'impression qu'il a arrêté de grandir à cet âge-là, et qu'il a reporté tout son besoin de chaleur maternelle sur moi. Il était timide, complexé. Je représentais tout. Il m'a prise pour un être supérieur et s'est senti en infériorité. Dans sa maladie on retrouve ça. Il fait une fixation sur moi. Je suis trois ou quatre personnages à la fois. L'ange qui s'occupe de lui, le démon qui le contrarie, l'ogresse qui l'étouffe. Il y a des jours où il reconnaît tout le monde sauf moi. Il est resté crédible aux yeux des autres, même des médecins, pendant à peu près dix ans. On me disait : "Les analyses sont bonnes", et on sous-entendait : "C'est vous qu'il faut soigner." C'est vrai que j'ai fait des déprimes monstrueuses. Je n'ai plus rien à attendre, c'est ma peau que je vais laisser. C'est lui qui aura ma peau. J'ai sacrifié ma vie à un homme insignifiant, qui ne m'a jamais rien apporté, et maintenant devant ce qui me reste à vivre… je suis révoltée. Toute ma vie j'ai voulu me séparer de lui, mais je ne voulais pas lui faire de mal, je trouvais qu'il ne le méritait pas. Alors aujourd'hui je suis bloquée. Les enfants me disent : "Papa, il est perdu, c'est toi qu'on veut garder avec nous maman." Il y a des moments où je le massacrerais. Quand il fugue et ne sait plus où il est, je me dis : "Ah ! s'il pouvait passer sous un quinze tonnes." Car le problème dans notre société, c'est de n'être ni riche ni pauvre ; si vous êtes pauvre, on vous assiste ; si vous êtes riche vous pouvez vous payer une maison de luxe. Nous touchons 1 300 € par mois avec la retraite de mon mari. Si je le mets quelque part je n'ai plus rien pour vivre. La solution, c'est de monter tous les deux dans la voiture et foncer dans un mur à 120 km/h… »

Un déclin social

L'histoire de madame Courtay n'est pas aussi exceptionnelle que la violence de ses propos pourrait le laisser supposer. Régulièrement les rubriques de faits divers des journaux font état de sévices infligés à des vieillards diminués intellectuellement. Et c'est cela aussi la maladie d'Alzheimer, ce « point de vue des familles » que nous cherchons à identifier : haine, colère et brutalité…

Au-delà du jugement (qu'il est toujours facile de porter quand on est tranquillement assis sur sa chaise, à lire ou écrire un livre sur la maladie d'Alzheimer), continuons d'interroger ceux que l'affection a frappés de plein fouet. Près de Beauvais vit Simone Mercier, dont le mari est mort à cinquante-deux ans d'un Alzheimer très précoce.

« Regardez ce plateau, dit-elle, c'est celui où je disposais les cigarettes, les allumettes et le cendrier de mon mari. Quand il est tombé malade, il s'est mis à écraser ses mégots à côté. Et puis voyez, là, le noir sur le parquet du salon, c'est encore lui. Il a allumé une cigarette et l'a oubliée. Ma mère était catastrophée pour mon parquet. J'étais épouvantée par ce que cela signifiait… »

Bernard et Simone se rencontrent jeunes. Lui technicien, elle secrétaire médicale. Il se bat pour devenir ingénieur en suivant des cours du soir. Il est embauché à Saclay. Un jour, un mystérieux coup de téléphone du contre-espionnage lui annonce qu'il doit quitter son poste. Son père a eu des activités syndicales. C'est l'époque de la fin de la guerre d'Algérie. On ne plaisante pas avec la politique dans les milieux du nucléaire.

Après une brève période d'ascension, Bernard Mercier aborde alors ce qui va être un inexorable déclin social. Il accepte ce qui se présente, mais les emplois ne durent jamais. Il se retrouve dix ans plus tard ingénieur dans le pétrole en Algérie. La famille essaie de le suivre, mais les conditions de vie sont trop difficiles avec deux filles et un petit garçon. Il reste seul là-bas et revient voir les siens en avion les week-ends. Un jour sa femme reçoit une lettre : « Je suis rentré de l'usine ce soir à seize heures. J'étais fatigué. Je me suis couché. À sept heures et demie je me suis réveillé. Je me sentais reposé. J'ai cru que nous étions demain. Je suis allé à l'usine. Le gardien m'a dit : "Mais, monsieur Mercier, il est sept heures du soir, la journée est finie..." »

Peu de temps après il est licencié. Il se retrouve en France, à quarante-quatre ans, au chômage, probablement pour longtemps. Simone reprend un travail.

« Mon mari n'allait pas bien, raconte-t-elle. Je lui demandais de faire des petites choses à la maison. Il disait oui mais ne faisait rien. Et puis il tenait des raisonnements bizarres. Un jour nous achetons une cheminée en kit. Il disperse les pièces dans la maison "au cas où on voudrait nous voler". J'ai dit à mon beau-père : "Ça ne peut plus durer. Si Bernard ne trouve pas de travail, s'il ne fait pas quelque chose pour en sortir, je le quitte." Le beau-père a sans doute pris peur de se retrouver avec son fils sur les bras car il l'a aussitôt inscrit à un stage de plomberie de l'ANPE.

Mon mari arrivait en retard et n'a pas été jusqu'au bout. Il a été un peu électricien, puis gardien de nuit. Il n'arrivait même plus à retrouver la bonne clé. Je l'ai emmené chez notre médecin de famille, qui lui a prescrit une cure dans les Pyrénées. Le jour du retour il n'était pas au train, il s'était trompé de date. Le médecin m'a dit : "Au point où vous en êtes, ou bien il est malade, et on le soigne, ou bien vous allez voir un avocat..." J'ai été consulter un grand professeur parisien de neuropsychiatrie, qui m'a dit : "Madame, vos histoires de ménage, vous n'aurez qu'à les régler chez vous. Votre mari a peut-être mangé quelque chose de mauvais en Algérie. On va lui donner des vitamines." »

Le diagnostic par biopsie

« L'été est passé. Son état empirait. Mon mari qui avait toujours été si gentil est devenu agressif avec ses filles. Il piquait de grosses colères. Quand il conduisait nous étions mortes d'inquiétude. Impossible de lui faire lâcher le volant. Il faisait des rêves terribles. Je suis retournée voir le professeur parisien, qui l'a hospitalisé pour faire des examens. Bernard me disait : "Aujourd'hui les médecins m'ont fait faire mon *curriculum vitae,* ils veulent me trouver du travail à l'hôpital." Le professeur m'a dit : "Ou c'est une méningite chronique et je peux le soigner, ou c'est autre chose et la science est impuissante. Le seul moyen de savoir est de faire une biopsie corticale, c'est-à-dire lui prélever un fragment de cerveau en faisant un petit trou dans le crâne..."

L'opération a eu lieu. Quand j'ai revu mon mari, il avait le regard perdu. Il faisait tout le temps son sac pour partir de l'hôpital. C'est là que pour la première fois il a uriné dans son pantalon. Le professeur m'a parlé de maladie d'Alzheimer. Je n'avais aucune idée de ce que ça pouvait être. On ne pouvait pas le guérir. Il allait perdre l'esprit mais resterait gentil. Un jour viendrait où il ne me reconnaîtrait plus. Moi je n'entendais qu'une chose : il n'allait pas mourir. Le reste je ne comprenais pas vraiment. Bernard est rentré à la maison. Je lui laissais le lit et la vaisselle pour s'occuper. Parfois il me disait : "Je suis un crétin, ce n'est pas toi, c'est moi qui devrais travailler." D'autres fois : "J'ai envie de me suicider."

Le médecin de famille m'a conseillé de ne plus le laisser conduire car il pouvait oublier de s'arrêter à un stop. Ça n'a pas été facile. Pour lui c'était l'idée fixe. Quand on lui demandait s'il allait bien, il répondait : "Oui, si ce n'est que je ne peux pas conduire." Un jour nous traversions une grande ville. Il est descendu de voiture à un feu rouge pour s'inscrire dans une auto-école ! Il me montrait ma bague de fiançailles et disait : "Ça c'est à moi, c'est pour m'acheter une voiture." »

Une double envie de vivre

« Ma mère s'est installée chez nous pour m'aider. Elle s'est aperçue à quel point il était atteint. Elle faisait son lit, la vaisselle, tout ce qu'il arrivait encore à peu près à faire seul. Je ne le savais pas, c'était très mauvais pour lui. Il se levait la nuit, pour fumer, ou chercher interminablement les toilettes. Le matin, je le lavais, le rasais. La télé ne l'intéressait plus. En m'occupant de lui j'avais une double envie de vivre, comme pour lui redonner la vie qui s'en allait. Dans un couple, il y en a toujours un qui aime plus que l'autre. Mon mari avait été très amoureux de moi, je sentais que je lui devais quelque chose. Je n'ai pas forcé mon affection. J'ai simplement ressenti une profonde tendresse. Mon médecin me disait : "Si vous êtes bien ensemble, ne serait-ce que cinq minutes par jour, c'est formidable." Le soir, quand nous étions confortablement installés dans le canapé, je lui prenais la main. Il était tranquille et je me disais : "C'est peut-être ça les cinq minutes de bonheur." »

Le placement en institution

« Le premier qu'il n'ait plus reconnu dans la famille, c'est son fils. Il le pourchassait en lui disant : "Mais qu'est-ce que tu fais là petit garçon, veux-tu rentrer chez toi !" Un soir je rentre du travail et vois sur le trottoir, écrit à la craie : "Mon père est un con." Mon mari me dit : "Tu as vu ce que ton fils a écrit ?" Le pauvre garçon m'appelait au bureau dans la journée : "Maman il faut que tu divorces." Cinq ans après il a encore de grosses difficultés.

J'ai demandé à mon médecin : "Cette maladie peut-elle entraîner la mort ?" Il m'a répondu : "Oui bien sûr." J'avais encore fait un pas de plus. Je me suis dit : "Alors là il faut que tu te prépares." Jusqu'à ce moment, d'une certaine façon, je n'avais jamais pensé à cette éventualité. J'étais prête à tout accepter pourvu qu'il n'en meure pas. On me disait : "Il ne vous reconnaîtra plus" mais je voyais bien qu'il continuait à me reconnaître, à rayonner de plaisir quand je rentrais le soir, à se renfrogner quand je partais le matin. Un jour pourtant, j'ai voulu le raser, il est devenu très agressif. J'ai compris qu'il était temps de chercher une solution pour le garder quelque part, de façon intermittente peut-être, juste pour nous soulager, les enfants et moi. Il est entré dans un bon service de psychiatrie, dans la ville voisine. Je le laissais la semaine et le récupérais les week-ends. Là-bas, on l'aimait beaucoup. Les infirmières me disaient : "Il est toujours derrière nous." Il parlait de moins en moins bien mais avait encore des éclairs de lucidité.

Un matin on l'a levé, il ne tenait pas debout, ses pieds tournaient dans tous les sens. Nous avions réussi une fois précédente dans la même situation à le refaire marcher en le "lançant" droit devant lui. Cette fois ça ne marchait pas. On l'a installé sur un fauteuil, en l'attachant afin qu'il ne glisse pas. J'étais choquée. On me répondait : "C'est pour sa sécurité." Il s'est mis à maigrir de façon très impressionnante. Il souffrait de partout. On lui faisait des piqûres de morphine pour lui faire sa toilette. Le docteur disait : "C'est une longue agonie." Un lundi midi on m'appelle d'urgence, j'arrive à l'hôpital, c'était trop tard. Il est mort à cinquante-deux ans, après dix ans de maladie d'Alzheimer... »

Un faux diagnostic

Chacun se reconnaîtra ou ne se reconnaîtra pas dans ces témoignages. Ils aident à comprendre que la maladie d'Alzheimer n'est pas un cas de figure médical unique, mais un événement qui se greffe sur une situation déjà fortement déterminée. On ne va pas s'aimer si on ne s'aimait pas. On ne va pas se toucher si l'on ne se touchait pas. Chacun réagit selon son caractère et ce qu'il éprouve pour l'autre, selon ce qu'il est ou ce qu'il rêve d'être.

Nous ne pouvons toutefois passer au point de vue suivant, celui du praticien, sans évoquer une éventualité relativement fréquente : le mauvais diagnostic. Car de la même façon que chacun de nous, à force de lire sur le cancer ou l'infarctus, se croit cancéreux à la moindre fatigue ou cardiaque au premier élancement dans le bras gauche, beaucoup, médecins compris, ont tendance à penser Alzheimer au premier trou de mémoire...

Il existe pourtant soixante-neuf autres maladies répertoriées ayant parmi leurs symptômes des trous de mémoire. Madame Gérard, enseignante dans un lycée du sud de la région parisienne, raconte le cas de sa mère :

« Pour sa retraite, maman avait gardé son appartement dans la banlieue ouest. Elle avait eu une grosse grippe début décembre. Je l'appelle la veille de Noël. Pas de réponse. Les voisins vont voir et n'entendent rien. Je préviens le commissariat. On défonce la porte. Maman gît inanimée entre la cuisine et le téléphone. On l'emmène à l'hôpital communal. Elle reste trois jours dans le coma et se réveille avec des troubles de la mémoire et de l'équilibre. Le médecin me dit : "Je vois une chose sur le scanner, c'est une atrophie des sillons corticaux. Vu l'âge et les troubles, c'est une maladie d'Alzheimer." Je rentre chez moi et potasse les dictionnaires médicaux. Une amie infirmière me dit : "Il faut absolument demander un diagnostic différentiel." Je fais transférer ma mère dans le service de neurologie de la ville où j'habite.

Pas de nouveaux examens, mais après étude du dossier, le chef de service diagnostique une "maladie de Korsakoff" ! "C'est dégénératif comme l'Alzheimer, mais avec la déprime en moins..."
Sortie de l'hôpital, ma mère se plaint de ses difficultés de marcher et de ses trous de mémoire. C'est une femme qui a été très tôt chef de famille, avec des responsabilités professionnelles importantes. Elle me dit : "Je veux savoir." Je lui explique ce que je sais, avec les noms de maladie qu'on m'a donnés, le processus évolutif, et je l'assure qu'on ne l'abandonnera jamais. Elle part chez des cousins dans l'Est, voit leur médecin de famille, un type de bon sens qui dit : "Attention, cette femme est tout simplement en train de sombrer dans une dépression grave..." Effectivement mes cousins me parlent de crises de larmes. Ils ne retrouvent plus celle qu'ils connaissaient. Elle refuse de sortir même accompagnée. Je la rapatrie chez moi pour lui remonter le moral. Mon médecin lui prescrit un traitement assez lourd contre l'hypertension, les pertes d'équilibre, les troubles de la mémoire. "Elle ne peut plus vivre seule, explique-t-il, mais il faut lui en faire prendre conscience. Profitez des vacances scolaires pour passer un moment avec elle dans son appartement. Elle comprendra." »

Alzheimer ou dépression ?

« L'expérience a été catastrophique. Elle a effectivement compris qu'elle n'était plus autonome, mais au-delà de toute espérance. Je me suis retrouvée avec une masse sanglotante et muette sur les bras. Elle avait des crises d'angoisse violentes (dont l'une a failli nous envoyer en voiture dans le décor). J'ai prévenu le médecin. Il continuait de trouver ça normal. Jamais jusqu'alors il n'avait été question de problèmes psychologiques. Le mot "psychiatre" n'avait pas même été prononcé une fois. Il a simplement rajouté des antidépresseurs sur la liste, si bien que l'ordonnance faisait maintenant deux pages et demie.
De mon côté j'avais pris contact avec un psychothérapeute, qui s'est indigné de ce qu'on n'ait pas prescrit un examen par RMN [4]. L'examen a eu lieu. J'ai reçu les résultats, rédigés dans un langage incompréhensible, et inquiétant. Mon médecin m'a rassurée : "C'est moins grave qu'on ne pensait. Pas d'Alzheimer, pas de Korsakoff. Tout ça on n'en parle plus. Continuez le traitement un point c'est tout."
Moi je trouvais maman de plus en plus dépressive. Un an jour pour jour après

---

4. Voir page 114.

sa première attaque, elle est retombée dans le coma. Cette fois ce n'était pas un accident vasculaire cérébral. C'était ou bien une overdose médicamenteuse parce qu'elle avait mal suivi la posologie, ou bien l'effet d'un nouvel antidépresseur qu'elle avait commencé la veille. Admise aux urgences dans un grand hôpital, on m'a dit que l'état de son foie évoquait un passé d'alcoolique. J'étais outrée. J'ai réussi à la faire admettre dans un service de neurologie réputé de Paris, dont le patron m'a dit : "Du point de vue mémoire elle récupérera ; en revanche elle aura du mal à remarcher normalement."

Je l'ai alors placée en convalescence dans une maison de repos. Le médecin de l'endroit, après avoir épluché le dossier, a conclu : "Tout ce qu'on lui fait depuis le début, ce n'est pas l'essentiel. Ce qu'il faut, c'est lui soigner sa dépression…" »

Aucun bilan, aucun compte rendu

« Ils l'ont gardée six semaines. Elle a repris du poids et s'est remise debout. Je lui trouve un studio dans une résidence pour personnes âgées près de chez moi, moyennant un délai d'attente de quelques mois. Elle paraît très contente d'une formule qui respecte sa sécurité et sa volonté d'autonomie. Je la reprends chez moi pour l'intervalle. Nouveau coma. Cette fois elle a avalé d'un coup tous ses médicaments, en laissant un mot dans son sac : "J'autorise ma fille à prendre tout ce qu'il y a sur mon compte chèque postal." On a beaucoup de mal à la réanimer. Je lui dis qu'elle a fait une tentative de suicide, elle est scandalisée. À l'hôpital elle doit voir un psychiatre, mais celui-ci est parti en vacances. Il est remplacé par une psychologue qui estime qu'elle n'est pas suffisamment malade pour rester…

Elle sort. On me parle d'une maison de retraite religieuse bien médicalisée dans l'Est parisien. On l'accepte pour tout reprendre à zéro. Voilà où j'en suis. Au bout de deux ans, je ne sais toujours pas ce qu'a ma mère… Sur le bilan IRM, j'ai lu "atteinte leuco-encéphalopathique artério-scléreuse". Était-ce une complication encéphalique de sa grippe inaugurale ? Je n'ai jamais eu aucun bilan en clair, aucun compte rendu d'hôpital. Je ne comprends pas l'incohérence du milieu médical : d'un côté on s'acharne à réanimer, à l'autre bout de la chaîne vous voyez ce jeune interne très sûr de lui, l'air blasé, qui vous dit : "Oh ! vous savez à son âge…" Si ma mère retombe dans le coma je ne sais pas si j'appellerai le SAMU. Pourquoi la faire vivre dans un univers où elle est devenue encombrante ? Elle me dit souvent : "J'ai travaillé toute ma vie, regarde comme je finis." Ma femme de ménage, qui est tunisienne, est scandalisée. Dans son pays on ne laisse jamais une personne âgée dans la souffrance. Elle donne beaucoup de son temps à ma mère, alors que dans la famille, je suis quasiment la seule. Tous ceux qui l'aimaient l'ont plus ou moins laissé tomber. Un médecin intelligent m'a dit : "Arrêtez-vous, vous allez craquer. Rendez-vous compte que derrière vous il n'y a plus personne..." »

Le point de vue
du praticien

Maladie du corps ou maladie de l'âme ?

« Psychosomatique » ou « somatopsychique » ? jargonnerait-on de nos jours...

Éternelle controverse sur la séparation de l'esprit et de la matière, qu'il est inutile de pousser trop loin car il n'existe pas encore d'outil, scientifique ou philosophique, pour trancher. Certes, dans l'urgence, on se trouve parfois amené à « faire comme si » une distinction s'imposait : on panse le corps malade, on calme la pensée inquiète, mais le bon sens commande de ne faire durablement l'impasse ni sur l'un ni sur l'autre.

Au début du siècle, le médecin bavarois Aloïs Alzheimer a découvert certaines anomalies caractéristiques dans le cerveau d'une de ses patientes, morte en état de démence. Depuis, le milieu médical dans sa grande majorité considère plutôt la maladie d'Alzheimer comme une maladie du corps (et parle alors, plus savamment, de « maladie organique »). Pourtant, une personne peu renseignée visitant un service hospitalier de long séjour pourrait s'exclamer : « Mais j'ai devant moi des malades mentaux ! »

Toute la difficulté d'approche de l'affection est là : l'âme et le corps s'y mêlent ; le cerveau est lésé et la pensée touchée ; à la détérioration progressive des facultés intellectuelles peuvent s'ajouter, si l'on n'y prend garde, des complications mentales sévères.

La maladie d'Alzheimer n'est donc pas une maladie comme les autres. Ses manifestations, souvent soigneusement dissimulées par le malade, — ne cite-t-on pas l'exemple d'un chirurgien qui continuait d'opérer alors qu'il ne pouvait plus retrouver le chemin de son domicile à la clinique —, varient selon le sujet atteint, se croisent avec celles de dizaines d'autres affections, plus ou moins graves. Tous les troubles psychiques, toutes les démences ne sont pas des Alzheimer. La maladie se définit précisément, par une liste de lésions et un parcours évolutif.

Malheureusement le cerveau est un organe difficile à explorer. La seule confirmation absolue de diagnostic vient de l'autopsie, exceptionnelle, ou d'une ponction du vivant du patient, lourde de risques. Les erreurs d'appréciations ne sont pas rares. Il n'existe de plus aucun traitement-miracle. Difficultés diagnostiques, absence de remèdes : la médecine est mise ici à rude épreuve. Il est certes possible d'améliorer, parfois spectaculairement, toujours temporairement, le sort des malades, mais chaque cas est un cas d'espèce, exigeant de la part du praticien patience, finesse et doigté ; toutes qualités que notre système de santé ne favorise pas particulièrement.

« Ne rendons pas fous nos déments ! » Ce mot d'ordre entendu dans la bouche de plusieurs médecins illustre bien le statut de cette maladie si particulière, à cheval sur de nombreuses spécialités de la médecine clinique.

Nous allons essayer de nous mettre le temps d'un chapitre à la place du médecin traitant, ce praticien qui rencontre chaque jour des personnes âgées dans la difficulté, et à qui incombe la redoutable tâche de prononcer, une fois, deux fois l'an peut-être, un des diagnostics les plus disputés. En soulignant la difficulté de ce travail, nous espérons réconcilier familles et soignants, ou tout au moins calmer les tensions parfois excessives. Certains sans doute, c'est le cas dans tous les métiers, ne montrent pas la sollicitude qu'on serait en droit d'attendre de professionnels du soin ; mais la profession médicale ne doit pas payer dans son ensemble pour l'impréparation, l'inorganisation de notre société à s'occuper humainement de ses vieux.

Vieillesse ou maladie ?

Qu'est-ce qu'une maladie ? C'est une altération de la santé qui se manifeste par des signes anormaux, des « symptômes », dont on connaît ou non la cause (on parle plus savamment d'*étiologie* lorsque celle-ci a un statut scientifique). La définition d'une maladie varie donc selon l'époque et le degré d'avancement des connaissances. La tuberculose, tant qu'on en ignorait l'étiologie, n'était qu'un diagnostic *clinique,* prononcé sur la base de quelques symptômes jugés spécifiques au chevet du malade[1]. Puis l'Anglais Koch a découvert un bacille responsable du mal, qui porte aujourd'hui son nom, de sorte que le diagnostic est désormais confirmé étiologiquement, à partir d'analyses biologiques autorisant une quasi-certitude.

Pour la maladie d'Alzheimer, nous n'en sommes hélas pas là. Pas de prise de sang, pas de radio, pas de scanner, pas d'électroencéphalogramme, rien qui permette de savoir avec certitude si l'on est atteint, à moins d'en être à un stade avancé.

On s'interroge depuis l'Antiquité sur le « gâtisme » des grands vieillards. Une loi athénienne de l'archonte Solon, au VIe siècle avant Jésus-Christ, permettait d'annuler certains testaments[2]. Platon recommandait la plus grande prudence quant à l'âge des hommes en charge de gouverner la République. Le mot latin de *démence*[3] a traversé les siècles jusqu'à nous. C'est au XIXe siècle qu'il a sans doute été le mieux

---

1. « Clinique » vient du grec ancien *klinê* : le lit.
2. Cela n'empêcha pas Sophocle, alors âgé de 90 ans, de gagner son procès « en gâtisme » contre ses fils en faisant lire à ses juges sa tragédie *Œdipe à Colonne,* tout juste achevée…
3. Du latin « privé d'esprit ».

défini, par l'aliéniste français Esquirol : « Le dément est un riche qui devient pauvre, contrairement à l'arriéré qui est toujours resté pauvre. »

Esquirol insistait dès 1816 sur la diminution du stock d'idées, l'oubli des choses actuelles, les troubles du caractère, du sommeil, de l'affectivité, de la mimique. On a ensuite complété le tableau par des « aphasies » (perte de la capacité de parler ou de comprendre le langage parlé), des « apraxies » (perte de la capacité d'effectuer des mouvements volontaires), des « agnosies » (perte de la capacité de reconnaître ce que l'on perçoit), et des troubles du comportement : mouvements brusques, agitation, vagabondage, hallucinations, paranoïa, incontinence, mauvaise hygiène corporelle, chutes fréquentes. Un véritable fourre-tout de signes variés dans quoi les spécialistes se sont employés à mettre de l'ordre. Pendant tout le XIXe siècle on trouve des causes diverses de démence : alcoolisme, syphilis, artériopathie, mais on continue de se poser des questions devant des formes sans cause manifeste, que l'on nomme « démences dégénératives ». Les progrès de la chimie aidant, Alzheimer dévoile en 1906 l'autopsie d'une de ses patientes, décédée à cinquante et un ans en pleine démence, et dont le cerveau nettement atrophié présente en certains endroits des lésions très particulières, de deux types : d'étranges filaments en hélices, enchevêtrés les uns dans les autres, que le médecin allemand baptise « dégénérescences neurofibrillaires », et des agrégats d'une autre nature, déjà décrits, appelés « plaques séniles ». Plusieurs laboratoires européens confirment ensuite l'observation.

En 1910, Kraepelin propose à la communauté scientifique le nom de « maladie d'Alzheimer » pour désigner cette forme présénile relativement rare de démence, caractérisée par une signature anatomique si particulière, mais de conserver le nom de démence sénile dégénérative aux affections déclarées après soixante-cinq ans ne relevant pas de causes connues.

Pourquoi cette discrimination en fonction de l'âge alors que les symptômes sont identiques ou voisins ?

En raison d'un préjugé plein de bon sens remontant à Hippocrate, attribuant à chaque âge ses maladies. On divisait les démences en quatre : formes infantiles et précoces d'une part, devenues aujourd'hui le groupe des schizophrénies ; formes préséniles et séniles d'autre part. On pensait d'ailleurs que la démence sénile n'était pas une maladie à proprement parler, mais la conséquence d'une moins bonne irrigation due au « durcissement » avec l'âge des vaisseaux du cerveau...

Cette idée s'est trouvée nettement démentie en 1970 par une statistique portant sur l'étude d'un grand nombre de cerveaux de déments de plus de soixante-cinq ans, rendue possible grâce aux progrès de la microscopie électronique. La majorité des cas ne montre pas trace de souffrances circulatoires, mais abondance de lésions « histologiques » (c'est-à-dire au niveau des tissus), tout à fait semblables à celles décrites par Alzheimer au début du siècle. Quant à savoir ce qui là-dedans ressortit à ce qu'on pourrait appeler un vieillissement « normal » ou « pathologique », cela reste un mystère. On ne sait toujours pas aujourd'hui si le vieillissement est une « usure », traduisant l'accumulation de souffrances et de lésions tous azimuts, ou une programmation génétique. La distinction arbitraire avant/après soixante-cinq ans avait donc des raisons de disparaître.

En 1977 s'est tenu à Londres le premier grand congrès international sur la maladie. Depuis lors, les scientifiques de tous les pays parlent le même langage : l'ensemble des maladies d'Alzheimer, toutes formes confondues, sont regroupées sous l'appellation « démences de type Alzheimer », en abrégé DTA (ou *ATD* en anglais). Pour les besoins scientifiques plus fins, on continue toutefois de distinguer les formes précoces de « maladie d'Alzheimer » des formes tardives de « démences séniles de type Alzheimer ». Dans le présent ouvrage destiné au grand public, nous utiliserons indifféremment les désignations « maladie d'Alzheimer » ou « DTA », et refuserons le mot « alzheimérien », déshumanisant à nos yeux, pour étiqueter les malades.

Les problèmes posés par une définition

La maladie d'Alzheimer étant au carrefour de l'organique et du mental, on peut chercher à la définir scientifiquement de deux façons :

>> en observant cliniquement un « syndrome démentiel », c'est-à-dire un ensemble de signes de déficience intellectuelle du type de ceux énumérés par Esquirol et ses successeurs ;

>> en repérant les lésions microscopiques associées à la maladie dans certaines régions bien définies du cerveau.

Mais ces deux approches ont leurs points faibles.

La définition clinique de la maladie supposerait qu'on puisse caractériser précisément le « syndrome démentiel ». Plusieurs documents existent pour cela, dont le manuel nord américain DSM-III-R, largement utilisé par les médecins du monde entier (voir ci-dessous), mais l'évaluation, même à l'aide de tests et d'échelles d'appréciation bien rodés, n'est jamais complètement objective. Elle dépend du niveau scolaire et culturel de la personne examinée, de son état psychologique, de l'ambiance du lieu, d'un grand nombre de facteurs que le médecin ne connaît ou ne maîtrise pas forcément. Un érudit fera longtemps illusion car il saura « exploiter son stock » ; un analphabète ou une personne peu instruite intimidée par l'ambiance ne fournira aucune réponse.

Critères diagnostiques de démence d'après le DSM-III-R

A. Mise en évidence d'une altération de la mémoire à court et long terme :

L'altération de la mémoire à court terme (impossibilité d'apprendre de nouvelles informations) peut se traduire par l'incapacité de se rappeler trois objets cinq minutes après qu'ils ont été cités. L'altération de la mémoire à long terme (impossibilité de se souvenir des informations acquises antérieurement) peut se traduire par l'incapacité de se rappeler des informations personnelles (par exemple, les événements de la veille, le lieu de naissance, le métier exercé), ou des faits connus de tous (par exemple, le nom des anciens présidents de la République, des grandes dates historiques).

B. Au moins une des manifestations suivantes :

(1) Altération de la pensée abstraite comme en témoignent une incapacité à identifier des similitudes et des différences appa-

rentes entre des mots, une difficulté à définir des mots et des concepts, et à réaliser d'autres tâches similaires.

(2) Altérations du jugement comme le montre l'incapacité d'affronter de façon appropriée les difficultés ou les situations interpersonnelles, familiales et professionnelles.

(3) Autres perturbations des fonctions supérieures telles qu'une aphasie (trouble du langage), une apraxie (incapacité à réaliser une activité motrice malgré une compréhension et des fonctions motrices intactes), une agnosie (impossibilité de reconnaître ou d'identifier des objets malgré des fonctions sensorielles intactes), et des troubles des « fonctions constructives », par exemple une incapacité à recopier une figure à trois dimensions, à assembler des cubes ou à placer des bâtons selon une configuration déterminée.

(4) Altération de la personnalité, c'est-à-dire modification ou accentuation de traits prémorbides.

C. Les perturbations en A et B interfèrent de façon significative avec les activités professionnelles ou sociales, ou avec les relations avec les autres.

D. Ne survient pas de façon exclusive au cours de l'évolution d'un delirium.

E. Soit (1) soit (2) :

(1) Mise en évidence d'après l'histoire de la maladie, l'examen physique ou les examens complémentaires d'un (ou de plusieurs) facteur(s) organique(s) spécifique(s) jugé(s) étiologiquement lié(s) à la perturbation.

(2) En l'absence d'une telle mise en évidence, on peut présumer l'existence d'un facteur organique à l'origine de ce syndrome si aucun trouble mental non organique ne peut expliquer les symptômes, comme par exemple une dépression majeure expliquant les altérations des fonctions cognitives.

Réf. : *American Psychiatric Association, DSM-III-R. Critères diagnostiques (Washington DC, 1987).* Traduction française coordonnée par J.-D. Guelfi, Masson, Paris, 1989.

C'est évidemment dans les cas débutants que les faiblesses de cette définition clinique se font sentir. Les mauvais diagnostics, parce que hâtifs ou tardifs, ou fondés sur une connaissance insuffisante du patient, ne sont pas rares, même s'ils tendent à diminuer du fait des habitudes croissantes de diagnostic collégial entre médecins et psychologues, et de l'amélioration des tests eux-mêmes.

La définition anatomique soulève des problèmes plus complexes encore.

Une ponction (ou « biopsie ») cérébrale est peu indiquée du vivant du malade, du fait des éventualités d'hémorragie interne et des risques liés à une anesthésie générale. Quant à l'imagerie cérébrale, elle ne permet pas encore une détection « en routine » des lésions microscopiques de la maladie et ne donne de résultats qu'au moment où celles-ci ont atteint une ampleur telle que la pathologie est devenue une évidence clinique. Elle n'est en fait prescrite que par défaut, afin d'écarter d'autres diagnostics possibles (tumeur, accident vasculaire, etc.). Il n'est pas même sûr que la détection de telles lésions à un stade précoce constituerait un critère diagnostique ; certes, une fois la maladie déclarée, gravité des troubles et densité des lésions vont de pair. Mais toutes ces anomalies s'observent également chez des malades d'autres affections, ou même chez de vieilles personnes sans troubles apparents... S'agit-il dans ce dernier cas d'alzheimériens ayant réussi par leurs moyens propres à compenser le syndrome démentiel ? Nul ne donne la réponse à l'heure actuelle.

Toujours est-il que, dans la pratique, le médecin est amené à pallier cette impossibilité de voir les lésions par un faisceau d'arguments cliniques supplémentaires, comme :

>> *l'aspect insidieux et progressif* de la venue des troubles,

>> *leur caractère homogène* (c'est-à-dire qu'il n'y a pas un déficit isolé comme l'aphasie, mais un ensemble de déficits évoluant conjointement),

>> et naturellement *l'exclusion de toute autre cause de démence.*

La définition actuelle

L'ensemble de la profession médicale a pris acte de ces difficultés de définition, et se réfère désormais à la « définition » proposée par le DSM-IV (éd. 1994, voir ci-dessous), qui n'en est pas une à proprement parler.

La maladie d'Alzheimer pour le DSM-IV

A. Apparition de déficits cognitifs multiples, comme en témoignent à la fois :

(1) Une altération de la mémoire (altération de la capacité à apprendre des informations nouvelles ou à se rappeler les informations apprises antérieurement).

(2) Une (ou plusieurs) des perturbations cognitives suivantes :

(a) aphasie (perturbation du langage)

(b) apraxie (altération de la capacité à réaliser une activité motrice malgré des fonctions motrices intactes)

(c) agnosie (impossibilité de reconnaître ou d'identifier des objets malgré des fonctions sensorielles intactes)

(d) perturbation des fonctions exécutives (faire des projets, organiser, ordonner dans le temps, avoir une pensée abstraite).

B. Les déficits cognitifs des critères A1 et A2 sont tous les deux à l'origine d'une altération significative du fonctionnement social ou professionnel et représentent un déclin significatif par rapport au niveau de fonctionnement antérieur.

C. L'évolution est caractérisée par un début progressif et un déclin cognitif continu.

D. Les déficits cognitifs des critères A1 et A2 ne sont pas dus :

(1) À d'autres affections du système nerveux central qui peuvent entraîner des déficits progressifs de la mémoire et du fonctionnement cognitif (par exemple, maladie cérébro-vasculaire, maladie de Parkinson ou de Huntington, hématome sous-dural, hydrocéphalie à pression normale, tumeur cérébrale).

(2) À des affections générales pouvant entraîner une démence (par exemple, hypothyroïdie, carence en vitamine B12 ou en

folates, pellagre, hypercalcémie, neurosyphilis, infection par le VIH).

(3) À des affections induites par une substance.

E. Les déficits ne surviennent pas de façon exclusive au cours de l'évolution d'un délirium.

F. La perturbation n'est pas mieux expliquée par un trouble de l'axe 1 (par exemple, trouble dépressif majeur, schizophrénie).

Dans une affaire somme toute assez trouble comme celle-là, l'intuition d'un praticien expérimenté compte beaucoup. À voir travailler certains gériatres de talent, on peut même s'étonner de leur façon très empirique d'aborder les choses. Ça « sent », ou ça « ne sent pas » l'Alzheimer…

Quelle meilleure illustration du fait que la médecine, particulièrement celle du troisième âge, reste une science *humaine* à notre époque où se développe l'assistance informatique du diagnostic. Aucun arsenal de tests ou d'examens coûteux ne peut suffire à remplacer l'art d'un praticien qui prend le temps de bien entendre son malade. « Humain » c'est aussi « faillible » bien sûr, d'où la nécessité de faire établir un contre-diagnostic par un autre médecin à l'annonce d'un verdict lourd de conséquences.

Nous retiendrons qu'un diagnostic de maladie d'Alzheimer ne peut jamais être sûr à 100 % puisque la confirmation ne peut intervenir du vivant du malade. Il s'agit selon le cas d'une possibilité *ou d'une* probabilité.

Même dans les services hospitaliers spécialisés, on estime entre 10 et 20 % la proportion d'incertitude (selon les études, de 10 à 30 % de « faux positifs », c'est-à-dire de personnes diagnostiquées à tort alzheimériennes, et 10 % environ de « faux négatifs » ; c'est évidemment le premier cas le plus embêtant, car il existe des démences curables).

Laissons malicieusement conclure un des médecins rencontrés au cours de l'enquête : « Un sur dix, ce n'est peut-être pas beaucoup, mais quand ça tombe sur votre grand-père, ça compte énormément !... »

Ce qu'est la maladie d'Alzheimer cliniquement

Quand on lit la littérature médicale, on est parfois frappé par l'aspect « kit » de la description de la maladie, les symptômes étant livrés en vrac, sans précision d'ordre d'apparition.

Cet apparent désordre correspond à une certaine réalité : chaque individu fait son entrée propre dans l'affection, en fonction de ce qu'il est, de ce et de ceux qui l'environnent. Il n'est pas facile de définir un parcours commun, surtout si l'on essaie de se mettre dans la tête du malade[4], mais il est possible, du point de vue du médecin, de distinguer quatre paliers d'évolution[5].

PHASE 1 : DÉFICITS TRÈS LÉGERS OU LÉGERS

La personne, ou le proche qui l'amène, se plaint de troubles de mémoire, de pertes ou d'oublis d'objets, parfois même d'épisodes de désorientation ou de confusion. Il semble que les pertes de mémoire comme premiers troubles manifestent plutôt les entrées tardives dans la maladie (après soixante-dix ans), alors que les difficultés d'orientation frappent d'abord les sujets pré-séniles. Rien de sévère cependant, l'individu continue de tenir son rôle social ou professionnel. Il « vit sur ses réserves », d'autant mieux que les réserves sont abondantes. Du reste il n'est vraisemblablement pas venu consulter pour cela. La tendance est à cacher les difficultés, à banaliser tout ce qui pourrait éveiller un doute sur les capacités intellectuelles. Ce trait assez caractéristique doit même éveiller l'attention du praticien. Un déprimé, une

---

4. Voir à ce sujet le très beau roman de J. Bernlef, *Chimères,* Calmann-Lévy, 1988.
5. *Psychopathologie du sujet âgé,* G. Ferrey, G. Le Gouès, Masson, 1989, p. 162-168.

personne présentant des déficits d'origine vasculaire se plaignent plutôt de leur état. Un Alzheimer mobilise toutes les ressources dont il dispose pour cacher la réalité qu'il a perçue, consciemment ou non. Cela va de la simple « écholalie », répétition automatique de ce que vient de dire l'interlocuteur — c'est exactement ce que je voulais dire docteur ! —, à l'hypocondrie[6] ou au délire de persécution. Le praticien doit rester vigilant : tout gros effort psychique déployé dans un secteur peut être une marque de la volonté du malade de détourner l'attention d'un autre secteur...

Chez un anxieux toutefois ou sous la pression d'un entourage informé, il est possible qu'une crainte s'exprime dès ce premier stade par rapport à la maladie. Cela peut même aller jusqu'à la caricature : « Docteur, l'autre jour, mon mari a oublié son chapeau chez le coiffeur. Vous ne croyez pas que ça peut être un Alzheimer ? »

Pour le médecin, il n'est pas facile de distinguer l'oubli bénin lié à l'âge (ou au stress ou à tout autre motif, passager ou non), parfois désigné par les initiales MCI (*Mild Cognitive Impairment*), du déficit cognitif établi. Aussi recourt-il à des protocoles méthodiques d'interrogation, et le plus souvent à des tests dits *psychométriques* donnant une évaluation chiffrée de l'état cognitif du patient. Car ce n'est pas toute la mémoire qui est touchée à ce stade. On distingue la mémoire « épisodique », capacité à repêcher des souvenirs liés à un épisode de la vie passée (« j'ai passé mes vacances en Écosse l'an dernier »), de la mémoire « sémantique » (Édimbourg est la capitale de l'Écosse). Il semble que ce soient d'abord les « trous » de cette mémoire épisodique à long terme, c'est-à-dire la difficulté à récupérer des informations acquises préalablement dans un contexte précis, qui marquent le stade précoce de la maladie d'Alzheimer. Une telle atteinte se traduit dans les tests par un « oubli à mesure » : par exemple, la personne n'arrive pas à répéter trois mots qu'on vient de lui citer. Nous reproduisons ci-après le plus célèbre, et l'un des plus efficaces, de ces outils d'investigation, le *Mini Mental State* (MMS) de Folstein. On le complète géné-

---

6. Anxiété maladive du sujet à propos de sa santé.

ralement par des tests plus ciblés en cas de suspicion — ou dans le cadre de recherches orientées sur la précocité d'un diagnostic. Il paraît établi que la maladie d'Alzheimer existe sous une phase préclinique s'étalant de trois à dix ans avant de se déclarer. Par une détection plus rapide et une prise en charge précoce, tant pharmacologique que psychologique, on espère ainsi parvenir à une véritable prévention. On en est encore loin : les produits suffisamment actifs manquent encore et les séances de rééducation psychopédagogique ne suffisent pas à enrayer le déclenchement. De sorte que la question éthique se pose : faut-il mobiliser l'inquiétude des malades potentiels et de leur entourage sur la détection d'une maladie qu'on n'a pas les moyens de combattre ? La réponse passe par l'expérience et le discernement des praticiens, qui doivent parfois résister à l'effet pervers d'une médiatisation récente de la maladie et refuser des demandes d'investigation incessantes, inutiles et coûteuses.

Il est sûr en tout cas que les tests ne sont pas des outils anodins, que leur mise en œuvre nécessite des précautions et que leur interprétation demande de la prudence afin de ne pas alarmer le patient. Leur verdict n'a de réelle valeur que comparative, à plusieurs semaines d'écart. De plus, leur utilisation est inséparable d'un bilan physiologique[7] et de la recherche de troubles du comportement susceptibles de marquer l'entrée dans la maladie : perte de poids (de l'ordre de 5 % par an) ; trouble de la marche et de la posture pouvant occasionner des chutes ; insomnies et agitation nocturnes ; difficultés dans la vie pratique, tout particulièrement utilisation du téléphone et des moyens de transport, prise de médicaments, capacité à gérer un budget domestique...

---

7. Dans *Maladie d'Alzheimer*, éd. Masson, 1997, les docteurs Magnié et Thomas proposent ainsi à leurs confrères un « bilan minimum à prescrire en présence de symptômes démentiels », destiné principalement à éliminer les autres facteurs de démence que ceux de la maladie d'Alzheimer : « Numération sanguine ; vitesse de sédimentation ; ionogramme sanguin ; glycémie ; calcémie ; vitaminémie B12 ; folatémie ; TSH (virus du sida) ; sérologie syphilitique ; électroencéphalogramme ; tomodensitométrie encéphalique (scanner) », et parfois IRM lorsqu'un appareil est disponible dans la proximité.

LE MINI MENTAL STATE (MMS)
DE FOLSTEIN

ORIENTATION

– Où sommes-nous ? (1) *– En quelle année ? (1)*
– À quel étage ? (1) *– En quelle saison ? (1)*
– Dans quelle pièce ? (1) *– Quel mois ? (1)*
– Dans quelle ville ? (1) *– Quelle date du mois ? (1)*
– Dans quel département ? (1) *– Quel jour de la semaine ? (1)*
– Dans quel pays ? (1)

MÉMOIRE IMMÉDIATE

Répétez les mots suivants : (par exemple) « citron, clé, ballon » (3) (en cas de difficultés recommencez jusqu'à cinq fois)

ATTENTION ET CALCUL MENTAL

– Comptez à partir de 100 en soustrayant 7 à chaque fois (cinq essais possibles) (5)
– Si impossible, épelez le mot LARGE à l'envers (5)

MÉMOIRE

Vous souvenez-vous des trois mots que vous deviez répéter tout à l'heure ? (3)

LANGAGE

– Qu'est-ce ? (2) (Montrer un crayon, une montre)
– Répétez : « Pas de si ni de mais » (1)
– Faites exécuter les trois ordres successifs suivants : « Prenez cette feuille de papier dans la main droite, pliez-la par le milieu, et posez-la par terre » (3)
– Faites lire et exécuter l'ordre : « Fermez les yeux » (1)
– Faites écrire au sujet une phrase de son choix (1)

DESSIN

– Copie d'un dessin (deux pentagones perpendiculaires se superposant partiellement) (1)
Score supérieur à 27 : sujet normal
Entre 24 et 27 : une surveillance s'impose
Moins de 24 : probabilité d'une pathologie

PHASE 2 : DÉFICITS MODÉRÉS, DÉMENCE DÉBUTANTE

À ce stade, le caractère anormal des troubles est manifeste pour l'entourage car la personne éprouve de grosses difficultés dans la vie quotidienne. Elle oublie les noms, les adresses. A peur de voyager. Craint d'être trompée ou volée. Prend des décisions bizarres. Certains automatismes fonctionnent. Elle s'oriente dans les lieux qu'elle connaît, mais est incapable de faire face aux situations inédites. Elle raconte des histoires, des souvenirs, fait même illusion pour qui l'entend la première fois, mais se répète désespérément et n'arrive pas à produire des idées nouvelles.

En fait, l'état n'est pas constant. Il y a entre deux passages à vide de bons moments. C'est la phase où le malade a besoin d'être soutenu, aidé chaleureusement par son entourage (nous verrons comment), et où l'investigation médicale approfondie, si elle n'a pas encore eu lieu, s'impose.

Il n'est pas rare aussi que l'aggravation soit soudaine et conduise le malade aux urgences, du fait d'une chute, d'une grippe, d'un conflit familial, d'une anesthésie, parfois d'une simple hospitalisation, qui provoque la crise : confusion, agitation, délire, déprime, perte de connaissance, épilepsie, troubles sévères de langage. Un bon service de médecine aiguë ne se contentera pas de soigner l'épisode, mais recherchera les causes profondes de l'état détérioratif sous-jacent.

PHASE 3 : DÉMENCE MOYENNE

Le malade est maintenant un infirme, qui a perdu la majeure partie de son autonomie. La mémoire, l'orientation dans l'espace et dans le temps, le langage, les capacités motrices sont sévèrement atteints, à des degrés variant toutefois selon les individus. Tel ne peut plus s'habiller mais se nourrit. Tel ne peut faire sa toilette mais se déplace correctement. Tel se montre très agressif quand tel autre se replie douloureusement sur lui. Tel ne reconnaît plus ses proches ou les confond avec des personnages de sa vie passée.

Le malade peut rester à domicile s'il est soutenu par une équipe de soins bien coordonnée et aidé par un entourage encore disposé à l'aimer (on doit aussi dire « le supporter »). Cela permet de retarder, parfois très longtemps, la survenue des troubles plus gênants encore, comme l'incontinence urinaire et fécale, qui rendent problématique le maintien à la maison. Insistons sur une autre difficulté de mieux en mieux identifiée par les équipes de soin : l'alimentation. Une étude américaine récente évaluait à 50 % la proportion de patients institutionnalisés présentant des signes de malnutrition — déficit en protéines particulièrement. Toute prise en charge, qu'elle s'envisage à domicile ou en établissement, suppose donc un suivi expert de ce côté-là.

Enfin au chapitre strictement médical, le patient n'est plus à même de se plaindre avec précision, ni d'assurer lui-même le suivi d'un traitement. Une grande attention et un savoir-faire particulier s'imposent pour ne pas laisser une affection supplémentaire, même bénigne, prendre de sévères proportions faute d'avoir été remarquée. La probabilité de survenue d'une infection intercurrente est particulièrement élevée en institution, chez des personnes qui sont en train de perdre progressivement les règles de la bonne hygiène, et peuvent par exemple partager leurs effets de toilette. Toute aggravation de l'état psychique ne doit pas être mise sur le compte de la maladie d'Alzheimer. C'est d'ailleurs un principe général de gériatrie qu'une agression somatique, aussi banale soit-elle, peut rompre un équilibre fragile et déclencher de lourdes conséquences psychiques.

C'est à ce stade que la maladie d'Alzheimer se différencie d'une affection très proche mais plus rare, la maladie de Pick. Le malade d'Alzheimer garde en effet pendant longtemps une conscience pénible de ses déficiences, qu'il exprime parfois par des crises de colère ou des fixations violentes. Le malade de Pick, lui, semble plutôt indifférent à sa propre dégradation, jusqu'à l'euphorie.

PHASE 4 : DÉMENCE AVANCÉE

Le malade n'a plus de langage, ne reconnaît plus personne ou seulement de rares proches, ne se lave plus, ne se nourrit plus, ou bien se jette sur toute nourriture sans discernement. Il s'oppose à ce qu'on le lave et l'habille. Parfois il ne tient plus debout. Il ne se fixe pratiquement à aucune activité, obéit à des impulsions délirantes. Le maintien à domicile est très difficile.

Cet état, survenant après des années d'évolution, peut apparaître insensiblement ou par suite d'un choc : maladie, changement d'environnement physique ou psychologique (départ ou mort d'un proche), traumatisme dû à un traitement, une hospitalisation, ou à la condition difficile qui lui est faite chez lui ou dans une institution (problème des vieillards battus). Plusieurs études ont montré qu'un changement de cadre de vie, parfois seulement de chambre, était susceptible d'aggraver l'expression de la maladie chez un malade.

L'état peut se stabiliser ou s'améliorer transitoirement, en particulier dans le cas d'une intervention salutaire rectifiant une erreur de traitement, mais la fin se rapproche, principalement parce que des problèmes médicaux d'un nouveau genre apparaissent : amaigrissement spectaculaire dû à des troubles métaboliques, infections pulmonaires ou urinaires décelées ou non, chocs dus à des chutes, etc.

L'objectif du soignant est alors d'assurer au malade une mort digne et sans souffrances...

Ce que n'est pas la maladie d'Alzheimer

Depuis les travaux d'Alzheimer, de nombreuses observations ont permis de mieux peindre le paysage de la démence. On dénombre aujourd'hui *une bonne cinquantaine de maladies* pouvant induire des symptômes communs ou voisins. Beaucoup d'entre elles sont malheureusement incurables pour le moment, mais quelques-unes se soignent. Il est capital de les reconnaître, car faute d'être détectées et traitées, elles entraîneront le patient dans un même tableau de démence massive. Là est l'importance de la notion de *diagnostic différentiel,* consistant pour le médecin à envisager méthodiquement toutes les éventualités de pathologies d'expression ressemblante. Ce point est d'autant plus crucial que la médiatisation de la maladie d'Alzheimer, salutaire à bien des égards, a produit des effets pervers comme celui de faire écran à d'autres affections. Un chercheur de l'INSERM n'hésitait pas à mettre en garde, dans un récent numéro de *La Recherche,* contre une vision « ubiquitaire » de la maladie d'Alzheimer : « Le médecin peu formé aux démences risque de ne pouvoir évoquer comme diagnostic que celui qu'il connaît, ou celui dont on lui rebat les oreilles continuellement. »

Les pathologies voisines peuvent être classées en sept catégories.

TROUBLES MÉTABOLIQUES OU ENDOCRINIENS

Le métabolisme est le système complexe des échanges du corps humain avec son environnement. Les glandes endocrines (thyroïde, hypophyse, surrénales, etc.), qui sécrètent les hormones, y jouent un rôle important. Avec l'âge, tout ce système évolue et peut se détraquer, même chez quelqu'un menant une vie apparemment saine : problèmes de thyroïde, manque de certaines vitamines (B1, B12, folates par exemple), déshydratation, anémie, hypoglycémie, mauvaise oxygénation du sang chez un insuffisant respiratoire, etc. Ces causes de démence sont identifiables grâce à un bilan biologique classique, et souvent curables. « Quand on trouve un déficit d'acide folique, on est très content ! » estime un gériatre hospitalier. Il serait inadmissible de passer à côté.

TROUBLES CARDIO-VASCULAIRES

Les démences dites « vasculaires » ou « artériopathiques » résultent d'une déficience de l'irrigation sanguine du cerveau.

Fréquente par exemple est la « démence à infarctus multiples », due à l'hypertension. Des caillots se forment dans le sang (en fait des agrégats de plaquettes). Ces caillots sont véhiculés vers la tête par les grosses artères cérébrales, puis aiguillés dans des vaisseaux de plus en plus étroits, jusqu'à ce qu'ils bloquent la circulation. C'est l'infarctus, ou ce qu'on appelle plus précisément l'« accident ischémique transitoire ». La personne sent pendant un bref moment que quelque chose ne va pas. Si le territoire touché correspond à une fonction précise, une lésion apparaît : paralysie d'une main, perte de la parole ; si l'accident a lieu dans une zone muette, il peut passer inaperçu. Généralement le malade arrive à compenser correctement la fonction perdue en mobilisant des circuits de remplacement grâce à de la rééducation. Toutefois, les déficits s'additionnent petit à petit ; un infarctus plus sévère que les autres finit par avoir raison des capacités d'adaptation du malade ; les dégâts deviennent irréversibles.

Cette descente en marches d'escalier résultant de l'accumulation de déficits isolés est très caractéristique des démences vasculaires. Un traitement aux anticoagulants (aspirine par exemple) diminue le risque de nouvel accident.

Il existe bien d'autres causes de démence vasculaire : trouble du rythme, infarctus du myocarde, durcissement, rétrécissement des vaisseaux, etc.

Le diagnostic, généralement assez sûr, s'obtient au moyen d'un bilan cardio-vasculaire classique incluant un scanner cérébral ou une IRM.

TROUBLES MÉCANIQUES

Ces troubles sont dus à la formation d'une obstruction dans le cerveau : chute sur la tête ayant provoqué un saignement interne, hématome chronique, « hydrocéphalie à pression normale », tumeur, abcès, démence dite « pugilistique » des boxeurs, etc. Le scanner renseigne pratiquement à coup sûr ; la guérison est assurée quand une intervention est possible.

TROUBLES NEUROLOGIQUES ET TROUS DE MÉMOIRE

Ils peuvent résulter d'un agent infectieux : microbe, virus, prion ou autre micro-organisme : évolution d'une syphilis, complication d'une grippe, méningite chronique, forme neurologique d'un sida, maladie de Creutzfeldt-Jakob (version humaine de l'encéphalopathie spongieuse, dite maladie de la vache folle, probablement transmissible par cet animal) ; chorée de Huntington (la fameuse « danse de Saint-Guy »). Le diagnostic se fait à partir d'un bilan microbiologique.

D'autres maladies à l'étiologie encore inconnue provoquent également un syndrome démentiel : évolution d'une maladie de Parkinson, maladie de Pick ou, plus récemment décrite, la maladie à corps de Lewy, empruntant sa symptomatologie aussi bien à Alzheimer qu'à Parkinson, marquée fréquemment par des hallucinations et survenant après cinquante ans.

Toutes ces affections sont pour la plupart de pronostic pessimiste.

Il existe également des affections relativement bénignes de la mémoire, qualifiées d'*oublis de la sénescence*, touchant les individus à partir de cinquante ans.

On distingue l'*oubli bénin* de l'*oubli malin*.

Le premier s'observe chez un sujet qui se plaint de ne pouvoir se souvenir de détails du passé présent ou reculé, sans que ces oublis n'aient de retentissement sur sa vie professionnelle ou sociale. Le risque de DTA n'est alors pas supérieur à la moyenne.

L'*oubli malin* dit « de Kral », porte sur des morceaux entiers du passé récent, mais le sujet ne s'en plaint que modérément, même s'il s'en trouve handicapé dans sa vie sociale ; on observe d'ailleurs une tendance à camoufler. La probabilité d'aggravation vers un syndrome démentiel est alors supérieure à la moyenne.

Troubles d'origine toxique

Ils sont dus à l'action de certains agents sur le fonctionnement cérébral : alcool (chez les alcooliques), monoxyde de carbone, sels métalliques (absorbés par exemple au cours des dialyses répétées des insuffisants rénaux). Une mention très particulière doit être faite de la *démence iatrogène* (littéralement « fabriquée par le médecin »), due à une intoxication aux médicaments. L'action d'un produit sur une personne âgée peut en effet surprendre, en raison des altérations métaboliques liées au vieillissement, et ce d'autant plus qu'on le combine avec d'autres. « En petit nombre et à petites doses » pourrait résumer la devise du gériatre. Une ordonnance contenant plus de trois produits, surtout si elle inclut des somnifères, tranquillisants, antinauséeux ou antidépresseurs, barbituriques, est une ordonnance *a priori* suspecte.

Dans les bons services hospitaliers de médecine aiguë, le réflexe devant une personne âgée présentant des troubles du comportement est d'interrompre le traitement médicamenteux en cours pour recomposer petit à petit un autre traitement, fondé sur la stricte nécessité, selon une posologie établie avec prudence, quitte à renoncer à corriger certains symptômes. Le travail est parfois difficile car certaines molécules psychotropes avancent masquées sous une autre étiquette — celle d'un antivertigineux par exemple ; de plus d'autres médicaments non psychotropes peuvent avoir des effets confusionnels : antiparkinsoniens, corticoïdes, bêta-bloquants, hypoglycémiants, diurétiques, etc.

Les différentes catégories de démences

DÉMENCES CURABLES
- *Intoxication médicamenteuse*
- *Alcoolisme chronique*
- *Autres intoxications (métaux, oxyde de carbone, aluminium)*
- *Carences vitaminiques (B12, folates, B1, PP)*
- *Origine métabolique (troubles hydroélectrolytiques, insuffisance hépatique, rénale, respiratoire)*
- *Hématome sous-dural chronique*
- *Hydrocéphalie à pression normale*
- *Tumeur cérébrale bénigne extirpable*
- *Neurosyphilis*
- *Méningite chronique*
- *Abcès cérébraux*
- *Maladie de Whipple*
- *Maladie de Wilson*   *(environ 10 % des cas)*

AFFECTIONS DÉMENTIELLES DIVERSES
(parfois stabilisables)
- *Infectieuses :*
- *maladie de Creutzfeldt-Jakob*
- *séquelle des encéphalites*

– *syndrome démentiel spécifique de l'infection par le virus du sida*
– *leucoencéphalopathie locale progressive*
• *Néoplasiques (cancéreuses) :*
– *métastases cérébrales multiples*
– *gliomes*
– *syndromes paranéoplasiques*
• *Inflammatoires :*
– *formes avancées de sclérose en plaques, leucodystrophies*
• *Post-traumatiques :*
– *contusions cérébrales multiples*
– *démence pugilistique*   *(environ 10 % des cas)*

DÉMENCES VASCULAIRES
(OU ARTÉRIOPATHIQUES)
(parfois stabilisables)
• *Démence par infarctus cérébraux multiples*
• *État lacunaire*
• *Maladie de Binswanger*
• *Infarctus des territoires de jonction*
• *Angiopathie amyloïde cérébrale primitive*
• *Syndrome d'hypoperfusion chronique*
                    (environ 15 % des cas)

DÉMENCES DITES DÉGÉNÉRATIVES
(incurables)
• *Primitives ou corticales*
– *démences de type Alzheimer pré-séniles ou séniles*
– *maladie de Pick*
• *Secondaires ou sous-corticales*
– *maladie de Parkinson*
– *maladie de Huntington*
– *paralysie supra-nucléaire progressive*
– *sclérose latérale amyotrophique*
– *hérédo-dégénérescences spino-cérébelleuses*
– *maladie à corps de Lewy, à la fois corticale et sous-corticale*
                    (50 % des cas)

DÉMENCES MIXTES
(incurables)
en partie vasculaires, en partie dégénératives

PSEUDO-DÉMENCES
(curables ou stabilisables)
* *Oublis de la sénescence, bénins ou malins*
* *Dépression, syndrome dépressif majeur du vieillard*
* *Psychose chronique*   *(environ 15 % des cas)*

Note : Les pourcentages donnés le sont à titre indicatif, pour permettre au lecteur de se fixer les idées. Ils représentent une moyenne des différentes études publiées sur la question mais ne correspondent à aucune réalité scientifique. Ces proportions varient d'ailleurs de façon très appréciable d'un pays à l'autre, selon les pathologies privilégiées correspondant à la culture, au mode de vie et aux usages de la médecine. Ainsi dans les pays scandinaves où les affections vasculaires sont plus fréquentes que chez nous, la proportion démence vasculaire/démence Alzheimer est évaluée à 50/50.

TROUBLES PSYCHIQUES

C'est la grosse difficulté du diagnostic différentiel, car à l'instar du « syndrome démentiel » caractérisant la maladie d'Alzheimer, les troubles psychiques ne sont pas susceptibles d'être établis objectivement, sur une image de scanner ou un listing de laboratoire. La dépression est fréquente dans la population âgée. Elle concerne de 10 à 20 % des plus de soixante-cinq ans. Elle est curable dans à peu près quatre cas sur cinq. Sa version gériatrique ressemble parfois à s'y méprendre à un tableau de maladie d'Alzheimer, raison pour laquelle on l'appelle aussi « pseudo-démence dépressive », ou « syndrome démentiel de la dépression ». Les deux cohabitent très fréquemment, soit que la prise de conscience des déficits ait une action dépressive sur le malade, soit que l'entrée en dépression précipite l'arrivée de la démence, au point que certains comptent la dépression parmi les facteurs de risque de la maladie d'Alzheimer.

La distinction s'établit grâce à un examen clinique serré, ou en désespoir de cause par un traitement « d'épreuve » contre la dépression. De récents travaux accordent toutefois un crédit croissant à l'interprétation de l'électro-encéphalogramme de sommeil. Nous reviendrons sur cette très importante question.

D'autres troubles d'ordre psychique se croisent avec la maladie d'Alzheimer, comme la *réaction anxio-dépressive* survenant après un stress physique ou psychique, pouvant disparaître complètement lorsqu'elle est convenablement traitée.

Le pronostic, pour tous ces troubles d'ordre psychique, est fonction de la rapidité d'intervention.

Troubles mixtes

Ces derniers sont diagnostiqués lorsque le malade possède des troubles vasculaires insuffisants pour expliquer à eux seuls son état. C'est un diagnostic plus fréquent chez les personnes très âgées chez qui il est difficile de faire la différence. Le pronostic est le même que celui de la maladie d'Alzheimer.

La palette est large, on le voit, et illustre les difficultés en trompe-l'œil que peut éprouver un homme de métier devant une personne présentant des troubles intellectuels. L'important pour le service du malade, tout au moins dans un premier temps, n'est pas tant de s'acharner à mettre un nom coûte que coûte sur une pathologie rare, que de déterminer si l'on est en présence d'une cause curable ou stabilisable, représentant de 15 à 30 % des cas selon les estimations.

Comment se fait le diagnostic

Une maladie d'Alzheimer ne progresse pas à l'échelle des heures, des jours ou des semaines comme une dépression ou une démence infectieuse, mais plutôt en mois ou en années. Un verdict d'Alzheimer à la fin d'une consultation unique n'est donc pas sérieux. Il faut impérativement deux examens espacés de plusieurs mois pour envisager un diagnostic, ce qui laisse le temps d'éliminer les autres causes possibles méthodiquement, en éliminant une à une les éventualités citées.

Cette procédure s'appelle un *diagnostic d'exclusion,* très caractéristique de la démarche clinique devant une suspicion de maladie d'Alzheimer. Il se trouve d'ailleurs que de toutes les démences, les plus difficiles à diagnostiquer sont probablement l'Alzheimer et le Pick (ainsi que la maladie à corps de Lewy, plus récemment décrite et qu'on n'avait pas différenciée des précédentes jusqu'à présent). Leur identification vient donc en dernier, une fois toutes les autres éliminées à l'aide des examens courants.

Pour ou contre
l'exploration systématique

Il existe une importante différence d'approche entre la pratique clinique et la recherche.

Du point de vue de la recherche en effet, on a intérêt à être le plus précis possible, aller « au bout de chaque malade » pour parfaire la connaissance de la maladie.

Du point de vue clinique en revanche, on est au service de l'homme ou de la femme malade et non d'un combat contre la maladie. L'aspect médical compte bien sûr, mais aussi l'aspect économique et surtout humain. Entre renvoyer le malade avec une tape dans le dos en lui disant : « Allez mon pauvre, c'est l'âge » et le martyriser par un long circuit d'examens pénibles et coûteux débouchant sur une fin de non-guérir, il y a toute une palette d'attitudes possibles, dépendant de la situation particulière du patient que l'on a devant soi et aussi, on l'oublie parfois, de la place du médecin consulté dans la chaîne des soins. Un gériatre traitant n'aura pas la même attitude que le neurologue hospitalier consulté en renfort. Là encore une bonne intuition clinique fait économiser bien des soucis aux hommes, et bien des « K[8] » aux caisses d'assurance-maladie.

Édifiante est l'anecdote racontée par ce chercheur bordelais, responsable de la première grande enquête épidémiologique française : « Nos psychologues allaient visiter les familles, et revenaient avec des diagnostics de démence qui n'avaient pas été signifiés par le généraliste dans près de 25 % des cas. Ah ! ces médecins de campagne, nous disions-nous. Ils ont vraiment besoin d'un bon recyclage. Mais à y regarder de plus près, nous avons découvert qu'il s'agissait de malades vivant dans des familles peu informées, chez qui la seule annonce d'une maladie aurait suffi à désarmer les énergies. Tant qu'on dit : "Le grand-père radote un peu mais il se porte bien, soyez gentil avec lui", les troubles sont considérés comme normaux et bien tolérés. Aussitôt qu'on leur donne un nom scientifique impressionnant, les gens pensent : "Ce n'est plus de notre ressort." Ils lâchent le malade affectivement pour s'en remettre à la Médecine... »

Toutefois ce qui vaut dans une zone rurale pauvrement équipée ne s'applique pas partout. Dans les secteurs plus urbains disposant d'équipes gériatriques et de services sociaux pour les personnes âgées dépendantes, l'annonce d'un diagnostic précoce peut avoir un retentissement favorable sur le devenir du malade, qui pourra bénéficier de traitements et de services adaptés et connaître plus longtemps un mode d'existence autonome. De plus, un diagnostic tardif peut conduire à une prise en charge médicale et sociale d'urgence entraînant une aggravation brutale de la maladie. La meilleure des situations est donc celle d'un entourage convenablement informé dans un environnement disposant de ressources adaptées : elle seule permet une préparation sereine, avec le malade, aux difficultés à venir...

---

8. Coefficient employé par la Sécurité sociale pour caractériser les différents remboursements.

La lenteur d'installation : un élément diagnostique [9]

Durée d'évolution   Diagnostic

*heures ou jours   démences métaboliques
                     méningite aiguë
                     accident vasculaire cérébral
                     traumatisme crânien
                     alcoolisme
                     état dépressif*

*semaines   processus expansif intracrânien
                     méningo-encéphalite chronique
                     traumatisme crânien
                     alcoolisme chronique
                     état dépressif*

*mois   affection de la thyroïde ou de l'hypophyse
                     hydrocéphalie à pression normale
                     processus expansif intracrânien
                     méningo-encéphalite chronique
                     maladie de Creutzfeldt-Jakob
                     traumatisme crânien
                     alcoolisme et complications
                     état dépressif*

*années   démence sénile
                     maladie d'Alzheimer
                     maladie de Pick
                     maladie à corps de Lewy
                     chorée chronique de Huntington
                     démence artériopathique
                     syphilis*

---

9. D'après *Maladie d'Alzheimer*, Fondation IPSEN, 1989.

La vérité, à qui,
et quels mots pour la dire ?

Il existe des pays où, par tradition culturelle, la franchise est de rigueur. Aux États-Unis par exemple, le médecin « dit la vérité » au malade : « Désolé, vous avez un cancer incurable. Prenez vos dispositions, vous ne tiendrez sans doute pas plus de six mois… » À cette attitude jugée brutale, on oppose souvent une tradition plus latine de demi-vérités chuchotées à mots couverts dans l'oreille de l'accompagnant, une fois le malade sorti du cabinet de consultation.

Les premiers reprochent aux seconds de ne pas respecter la dignité du malade ; les seconds reprochent aux premiers de le désespérer, de le priver de toute chance, même mince, de guérison, et d'un certain bien-être né de l'insouciance.

Il y a dans ce débat plusieurs malentendus.

« Dire la vérité », d'abord. Peut-être mais comment ? Depuis plus de quatre-vingts pages maintenant, nous essayons patiemment d'évoquer « la vérité sur la maladie d'Alzheimer », dans tous ses aspects, et sommes loin d'en avoir fini. Comment voudrait-on qu'en quelques phrases un médecin résume un sujet si complexe, si vaste et si lourd de retombées ?

Et quand bien même il y réussirait, comment ses mots pourraient-ils être reçus ? « Chacun n'écoute que ses oreilles », dit le proverbe, et la vérité ne touche que celui qui est prêt à l'accueillir. Ne cite-t-on pas l'exemple d'un célèbre cancérologue qui, lorsqu'il s'est agi de statuer sur son propre cas, a préféré diagnostiquer une impossible mais curable tuberculose, devant une tumeur maligne évidente pour tous sur les clichés ?

On le comprend, à moins d'avoir affaire à une simple varicelle — quinze jours d'incubation, sept jours de boutons et votre enfant sera sur pied —, « dire la vérité » signifie se sentir capable de répondre aux interrogations que la révélation ne manquera pas de soulever.

Circonstance aggravante dans notre cas, le mot clé supposé véhiculer la vérité — « maladie d'Alzheimer » —, même s'il fait moins peur que le mot « démence », est devenu une sorte de verdict inéluctable, un trou noir aspirant le malade, sa famille, les personnes qui le soignent dans un futur de gâtisme, d'escarres, d'incontinence et de mort.

Enfin d'un point de vue strictement scientifique, certains hésitent à donner un diagnostic, aussi probable soit-il, qui ne soit pas confirmé par des preuves, au sens pasteurien du terme. « C'est une annonce tellement "énorme" qu'elle peut déclencher une réaction en chaîne de décisions irréversibles, explique un professeur parisien : départ du logement, mise sous tutelle, placement en institution. Celui qui reçoit le malade derrière moi n'a généralement plus les moyens de redresser une erreur éventuelle. Aussi je reste prudent... »

Pourtant une fois le diagnostic posé, une fois le pronostic décrit à gros traits, il reste une énorme quantité d'inconnues. Il y a des Alzheimer gais, des Alzheimer tristes, des Alzheimer paisibles, des Alzheimer tourmentés...

Et il y a surtout, maintenant que la maladie est mieux connue et prise en charge, des possibilités de soulager le poids quotidien porté par les malades et par leur entourage : les traitements s'améliorent, les services locaux d'assistance se développent. On est encore très loin d'une situation satisfaisante, les inégalités géographiques restent criantes (d'une commune à l'autre, d'un département à l'autre, mais aussi d'un pays à l'autre : il vaut infiniment mieux avoir la maladie d'Alzheimer en Suisse ou aux Pays-Bas qu'en France). Mais de plus en plus, on sera amené à regarder la vérité en face.

Nécessité d'un diagnostic social

On ne saurait donc véritablement reprocher à un médecin de ne pas dire le mot « Alzheimer ». Néanmoins, on est en droit d'attendre qu'il situe, en termes accessibles, les troubles dans le vaste champ des maladies humaines, et qu'il aide le malade et ses proches à prendre mesure de toutes les implications ; car ils seront tous un jour, tôt ou tard, concernés.

« C'est une nouvelle tranche de vie qui commence, résume ce gériatre strasbourgeois, dire "c'est une démence sénile de type Alzheimer, ça va s'aggraver" et se limiter à cela, est selon moi une faute professionnelle. Sur le plan purement médical, il faut montrer qu'on est compétent, qu'on s'intéresse aux signes entraînés. Tout en sachant que ça ne guérit pas, on peut gommer les symptômes gênants pour l'entourage. Il convient également de procéder avec la famille à un "diagnostic social".

Dans quelles conditions vit le malade ? Que pouvez-vous supporter de lui ? Y a-t-il un symptôme particulièrement pénible, pour vous ou lui, sur lequel nous pourrions agir : déambulations nocturnes, agressivité, apathie ? S'il se maintient comme il est, pensez-vous que vous-même puissiez tenir ?

— Oui mais s'il devient incontinent ?

— Là nous en reparlerons.

Il faut aider la famille à se fixer des objectifs de vie, sans cesse réévaluables, et bien faire la part du quotidien, du moyen et du long terme... »

Une démarche, comme on le voit, qui exige une réelle disponibilité du praticien, difficilement compatible avec les contraintes horaires d'un généraliste...

Que faut-il dire au malade ?

Faut-il « noyer le poisson » devant le malade comme le suggèrent les uns pour réserver la franchise à l'entourage, ou « traiter le patient en adulte » comme l'affirment les autres, et ne jamais évoquer son cas en dehors de sa présence ?

C'est affaire d'éthique pour le médecin.

Les premiers disent : « Je ne veux pas choquer le malade. Je sens bien la plupart du temps qu'il ne souhaite pas connaître la vérité à partir du moment où celle-ci est pessimiste. »

Les seconds rétorquent : « Sans être brutal, il y a moyen d'aider le patient à prendre conscience de la gravité de ses troubles. C'est la seule façon de lui permettre de vivre avec, dans une dignité et une paix relatives... »

La réponse, une fois de plus, n'est pas tranchée, mais sensible. Le docteur Michèle Micas[10] cite l'exemple d'un malade à qui sa famille avait caché son état et qui, lors du test destiné à apprécier ses déficits, écrivit ces trois mots : « Je suis malheureux... »

La demande n'a pas toujours ce caractère pathétique, mais un médecin expérimenté se doit de chercher à la sentir. De plus vis-à-vis de la famille, le praticien a valeur de modèle. On n'ose pas poser de questions, mais on calque sa conduite sur celle de l'homme du métier. Quand on entend, comme encore trop souvent : « Vous pouvez parler devant lui. Ne vous en faites pas. Il n'a pas conscience de ses troubles », on se dit qu'à aucun moment de son parcours, la femme ou la fille de cette personne n'ont rencontré de professionnel bienveillant sachant faire sentir que tout malade qu'il est, le père ou l'époux reste un être humain, méritant comme chacun de nous la politesse élémentaire ; une attitude à rapprocher de la façon dont certains s'autorisent des commentaires sur un étranger en sa présence, sous prétexte qu'il ne parle pas le français...

On ne sait pas ce qu'un malade d'Alzheimer comprend ; probablement plus qu'on ne le croit. Laissons-lui le bénéfice du doute...

---

10. Témoignage France Alzheimer.

Les voies
de la recherche

Depuis le début du siècle, les progrès dans la connaissance de la maladie d'Alzheimer suivent pas à pas ceux de la technique. La biochimie à l'époque d'Aloïs Alzheimer, puis la microscopie électronique, maintenant la biologie cellulaire, ont pu décrire très précisément les lésions et une partie des dysfonctionnements nerveux associés. Ces travaux ne cessent d'être approfondis, avec des moyens toujours plus efficaces comme l'imagerie cérébrale. D'importantes trouvailles se font chaque année. Doit-on en déduire, dans la langue de bois des publications médicales, qu'on soit « sur une voie qui pourrait se révéler déterminante dans la compréhension de la maladie » ? Hélas non. Nul ne peut dire aujourd'hui si l'on est près, ou loin du but. La recherche avance à tâtons, telle l'araignée sur le parchemin, déchiffrant un signe ici, un signe là, sans percer pour l'instant la signification d'ensemble de ce qui est écrit. Quelles sont les relations précises entre lésions anatomiques, anomalies génétiques, dysfonctionnements chimiques, et troubles cognitifs ? Sont-ils causes, effets ou simples signatures ? Selon quel déterminisme apparaissent-ils ? À toutes ces questions, nul ne peut encore apporter de réponse satisfaisante. Malgré cela, beaucoup s'attachent à entretenir l'espoir d'une élucidation rapide, avec pour principal argument que les moyens engagés sont toujours plus importants (et peut-être aussi pour en obtenir davantage...).

On ne peut nier que la recherche a progressé considérablement ces dernières années grâce à l'attention enfin portée à cette maladie, mais sans faire profession de pessimisme, il paraît plus décent, vis-à-vis des malades et de leurs familles, d'admettre que l'espoir de guérir est mince pour ceux qui sont atteints aujourd'hui, même si la prise en charge a connu d'indiscutables améliorations. Des progrès sont certes à attendre dans tous les domaines, aussi faut-il rester attentif à l'exaltante aventure de la recherche, mais en gardant la réserve qui s'impose devant une médiatisation parfois fanfaronne, à base de pourcentages portant sur des populations de... moins de dix malades !

La recherche des causes de la maladie

Le seul traitement 100 % efficace est évidemment préventif. Quand on connaît le facteur déclenchant d'une maladie et qu'on sait le combattre, on n'a plus besoin de remède. Certaines affections comme la variole, depuis la mise au point du vaccin, ont ainsi complètement disparu.

Dans la maladie d'Alzheimer, on pense qu'il existe plusieurs « facteurs de risque » qui, lorsqu'ils sont conjugués chez une même personne, donnent le départ à l'affection. *Exemple :* une prédisposition génétique + l'accumulation d'un produit toxique de l'environnement + un affaiblissement des défenses psychiques ou immunitaires. Il s'agit d'un exemple seulement. Nombreux sont les autres scénarios possibles. Il suffirait de disposer d'une arme puissante contre l'un des facteurs pour enrayer le processus.

À l'heure actuelle, le seul facteur de risque assurément identifié est l'âge, même si certaines études semblent témoigner d'une diminution d'incidence au-delà de quatre-vingt-dix ans. Reste qu'entre soixante et quatre-vingt-dix ans, la progression est géométrique[1]. Au-delà de quatre-vingt-cinq ans, près d'une personne sur deux est touchée. On ne peut évidemment pas grand-chose pour diminuer ce facteur de risque. Il n'est cependant pas absurde d'imaginer la mise au point de substances retardant sélectivement certaines manifestations du vieillissement et qui, en retardant l'âge de survenue des troubles, diminuerait substantiellement l'importance de la population exposée.

Il se pourrait aussi que la maladie ne soit qu'un syndrome, constitué de plusieurs « sous-maladies » correspondant à des étiologies diverses, dont certaines curables.

Une découverte faite par l'équipe américaine d'Allen Roses en 1993 tendrait par ailleurs à incriminer comme facteur de risque, au moins dans certaines formes de DTA, un gène situé sur le chromosome 19 codant pour une protéine dite apoE, jusqu'alors réputée pour son implication dans les maladies cardiovasculaires.

D'autres études impliquent des facteurs de risques comme les traumatismes crâniens, la baisse des œstrogènes chez les femmes, la maladie de Parkinson, voire un faible niveau d'instruction. Mais facteur de risque ne signifie pas facteur étiologique : ainsi l'arrivée d'un prêtre porteur des saints sacrements semble un facteur de risque d'une mort proche mais n'en est pas la cause. On est loin d'avoir élucidé l'ensemble des mécanismes déterminant la maladie d'Alzheimer. Chaque voie explorée a cependant commencé de révéler quelques secrets.

Nous nous contenterons d'évoquer chacune d'elles, en commençant par approfondir notre connaissance du cerveau.

---

1. Selon les résultats de l'enquête PAQUID menée dans le sud-ouest de la France pendant plus de dix ans, l'évolution du risque de démence (toutes catégories confondues) en fonction de l'âge est relativement stable avant 75 ans et s'établit à environ 3,5 entrées en maladie pour 1 000 personnes par année. Après 75 ans, l'incidence croît de façon linéaire jusqu'à atteindre 60 cas nouveaux pour 1 000 personnes-années chez les 90 ans et plus. De toutes ces démences observées, la maladie d'Alzheimer représente la proportion la plus importante. Son incidence augmente de façon très forte en fonction de l'âge après 75 ans, ce qui la distingue des autres, dont l'incidence en fonction de l'âge reste relativement stable, même aux âges élevés.

LE CERVEAU

Tous les animaux ont un cerveau. Celui des mammifères est le produit d'un processus évolutif de plusieurs millions d'années, que l'on peut résumer comme la superposition de trois strates successives ayant chacune sa propre organisation.

>> *Le cerveau reptilien,* le plus profond, est celui des instincts. Il abrite les noyaux correspondant à la motricité du cœur, des poumons et des différents organes, régule le sommeil, commande la sécrétion hormonale, la pression artérielle, l'hydratation des cellules, la température interne, la recherche d'abri et de nourriture, la reproduction, tout ce qui est nécessaire à la survie de l'individu et de l'espèce.

>> *Le cerveau moyen* ou paléo-cerveau est celui des émotions. Il correspondrait au développement du cortex primitif aboutissant à la formation du système limbique gouvernant la mémoire. Il permettrait de se dégager des stéréotypes commandés par le cerveau reptilien pour favoriser l'apprentissage de réactions adéquates face aux situations nouvelles.

>> *Le néo-cerveau* enfin est celui de la raison. Il résulte du bourgeonnement du cortex chez les mammifères, et atteint son maximum chez l'homme. Il serait responsable des fonctions cognitives : langage, intelligence, ainsi que de la motricité, la sensibilité, la sensorialité.

Ces descriptions sont évidemment très approximatives. La cartographie du cerveau et la question de la localisation des diverses fonctions ont fait l'objet depuis le XIXe siècle de débats passionnés. On a longtemps cru que chaque fonction avait son aire strictement déterminée. À l'appui de cette hypothèse, les expériences du chirurgien américain Penfield sur les épileptiques : selon qu'on lèse ou qu'on stimule tel point du cortex, telle faculté est effectivement lésée ou stimulée. On a alors dressé des cartographies précises du type suivant :

>> *lobe frontal :* parole, écriture, self-control, estimation et contrôle de l'émotion, relations avec autrui ;

>> *lobes pariétaux* (de chaque côté du front) : interprétation sensorielle de la douleur, toucher, température, reconnaissance du mot écrit, mémorisation ;

>> *lobes temporaux* : centre de l'ouïe, compréhension du langage, perception du corps et de l'identité sexuelle ;

>> *lobe occipital* (arrière du crâne) : centre de la vision, compréhension de l'écriture.

On pense maintenant que la réalité est plus intriquée. Certes chaque fonction correspond à une zone privilégiée. Une personne qui fait un gros accident vasculaire dans le lobe frontal, ou possède les lésions de la maladie de Pick, manifeste un « syndrome frontal » : euphorie, perte des censures sociales. Mais chaque zone fonctionne elle-même en interaction ou en correspondance avec d'autres. Une bonne illustration en est fournie par la mémoire, qui mobiliserait trois territoires appartenant chacun à l'une des strates décrites ci-dessus :

>> la partie du cortex appelée *néocortex associatif,* située de chaque côté de la tête, siège des fonctions d'association ;

>> la partie du cerveau intermédiaire appelée l'*hippocampe,* plus précisément dans la « formation hippocampique » de la « corne d'Ammon », qui reçoit du néocortex associatif les demandes d'accès aux souvenirs ;

>> la partie du cerveau primitif appelée le *noyau basal de Meynert* qui projette vers le cortex associatif et l'hippocampe les agents chimiques nécessaires aux processus mémoriels.

On ne s'étonnera pas que les lésions alzheimériennes soient majoritairement localisées dans ces trois zones. Dans quel ordre ? On a longtemps cru que l'affection s'attaquait en priorité au cortex (d'où l'appellation « démence corticale » encore rencontrée). Ce qui faisait figure de dogme est désormais abandonné : les avancées récentes des études neuropathologiques (dues aux progrès de l'imagerie cérébrale) ont révélé que les lésions débutent au contraire dans certaines zones limbiques innervant le cortex avant d'atteindre l'hippocampe et de se propager vers le néocortex. Les perspectives thérapeutiques ne s'en trouvent pas simplifiées puisqu'il faut envisager d'intervenir à plusieurs niveaux, mais l'historique de la maladie s'en conçoit mieux : la phase précoce « d'oubli à mesure » touche la mémoire épisodique dont le siège est l'hippocampe, et s'observe concomitamment à une atrophie de cette région. Plus généralement on peut suivre en parallèle la survenue de nouveaux troubles cognitifs ou comportementaux et la progression des lésions neuronales dans les zones correspondantes.

LES LÉSIONS D'UN CERVEAU ALZHEIMÉRIEN

Les maladies dégénératives du cerveau n'ont pas pour agent un virus ou une bactérie, mais une simple protéine qui, en s'accumulant, provoque la destruction des cellules nerveuses, observable sous forme de lésions, microscopiques ou macroscopiques. Dans le cas des démences de type Alzheimer, il en est de six types : plaques séniles, dégénérescences neurofibrillaires, atrophie cervicale sont les principales ; dégénérescences granulo-vacuolaires, angiopathie amyloïde et corps de Hirano semblent secondaires. Les deux premiers types de lésions sont celles qu'observa Aloïs Alzheimer en 1907 : d'une part, *à l'extérieur des neurones,* des agrégats de substance organique forment des plaques ; d'autre part, *dans les neurones eux-mêmes,* la prolifération de fibres microscopiques provoque leur dégénérescence. Ces deux lésions se conjuguent et provoquent une atrophie des régions qu'elles touchent.

La plaque sénile

Cette lésion microscopique observée dès 1892 par les Français Bloch et Marinesco, puis par Alzheimer, n'a été analysée qu'en 1984 grâce à des techniques de biochimie très fines. La matière de ces lésions est en effet difficile à dissoudre et à purifier.

La protéine qui les compose, dite « amyloïde » parce qu'elle ressemble à la protéine de l'amidon et nomenclaturée A4, résulte de la dégradation d'une protéine dite précurseur plus lourde appelée « APP[2] ». L'APP se trouve en abondance dans le sérum et le liquide céphalo-rachidien. Pourquoi se dégrade-t-elle pour fabriquer les plaques séniles ? Parce qu'un gène situé sur le chromosome 21 le lui commande. Il est important de noter en passant que c'est la présence de ce même chromosome 21 en trois exemplaires qui caractérise le mon-

---

2. Amyloïd Protein Precursor.

golisme, et que le cerveau des mongoliens après trente ans présente des lésions très semblables à celles de la maladie d'Alzheimer.

Pourquoi le gène donne-t-il l'ordre à la protéine de se dégrader, et pourquoi se constitue-t-il alors des dépôts ? Mystère. Il n'y a ni mutation comme dans le cancer, ni multiplication comme dans le mongolisme (également appelé pour cette raison « trisomie 21 »). Il peut s'agir d'une programmation génétique, d'une réaction malheureuse du système immunitaire, d'une réponse à une agression virale, toxique, traumatique. Ces hypothèses, la parenté Alzheimer/mongolisme sont autant de pistes actives actuellement suivies.

L'abondance des plaques séniles est très bien corrélée à l'intensité des troubles intellectuels. On ne connaît toutefois pas le mécanisme liant les deux. Est-ce parce qu'elles prennent de la place et empêchent les neurones de se développer ? Est-ce parce qu'elles tuent les neurones ? Notons en outre qu'elles ne sont pas un indice spécifique car elles figurent, en nettement moins grande densité il est vrai, dans le cerveau d'une majorité d'individus après soixante ans. Curieusement, leur nombre semble régresser dans le très grand âge, comme si elles pouvaient fluer et refluer par vagues, sous l'effet du stress par exemple.

Les dégénérescences neurofibrillaires (DNF)

Il s'agit de paquets de filaments microscopiques appariés en hélice situés à l'intérieur des neurones. Les DNF sont constituées d'une protéine appelée « protéine *tau* », anormalement phosphorylée, qui dans son état normal sert de « brique » au neurone pour construire ses prolongements et acheminer les organites et les molécules aux terminaisons nerveuses, parfois sur des distances importantes (de l'ordre d'un mètre). La formation de la protéine *tau* est commandée par un gène situé sur le chromosome 17, mais l'on ignore pour quelle raison se produit sa phosphorylation excessive. Le changement chimique rend la protéine inapte à assurer sa fonction de « brique » (ou de traverse si l'on préfère la métaphore d'un neurone-rail) ; les protéines *tau* inactivées s'associent alors pour former des filaments pathologiques, qui s'assemblent à leur tour en paquets de neurofibrilles. Le neurone envahi perd peu à peu ses fonctionnalités et disparaît, phagocyté par les cellules assurant la cicatrisation.

Les DNF, comme les plaques séniles, se rencontrent principalement dans les structures impliquées dans le circuit de la mémoire. On a pu croire qu'elles étaient les lésions spécifiques de la maladie. On sait aujourd'hui qu'il n'en est rien. L'accumulation des protéines *tau* dans les neurones concerne plus de vingt affections neuro-dégénératives d'origine virale, toxique, traumatique, métabolique ou génétique, dont elle paraît, pour certaines, la seule cause identifiable. Elle pourrait aussi n'être qu'une marque de souffrance des tissus cérébraux. Ce qui semble la spécificité de la maladie d'Alzheimer, c'est en fait la conjugaison des DNF et des plaques séniles — hypothèse « synergique » récemment confortée par la découverte d'une protéine favorisant à la fois le développement des unes et des autres. La maladie d'Alzheimer se décrirait alors, selon le résumé d'un chercheur, comme une « *tauopathie* stimulée par les dysfonctionnements de la protéine APP » constituante des plaques séniles[3]. Le fait que les unes n'aillent pas sans les autres donne l'espoir que la maladie puisse être stoppée en bloquant l'un seulement des deux mécanismes. C'est en tout cas l'idée qui a présidé aux recherches sur un « vaccin » anti-Alzheimer et fonde l'une des deux grandes voies d'investigation sur les traitements.

Les dégénérescences granulo-vacuolaires et les corps d'Hirano

Ce sont d'autres lésions courantes de la maladie d'Alzheimer, non spécifiques et moins considérées.

L'angiopathie amyloïde

Elle résulte de l'infiltration des parois des vaisseaux sanguins par la fameuse protéine amyloïde. On ne sait si cette infiltration résulte d'un transport de matière amyloïde depuis les plaques séniles ou si c'est la circulation sanguine générale qui approvisionne les deux lésions en

---

3. André Delacourte, *in La Recherche*, Hors-série n° 10, 2003, p. 48.

amidon. L'angiopathie amyloïde varie grandement d'un malade d'Alzheimer à l'autre. Elle peut se manifester de manière autonome chez un sujet sain et être à l'origine d'accidents hémorragiques cérébraux.

L'atrophie corticale

Enfin, chacune des lésions évoquées a pour effet de rompre les connexions neuronales et de provoquer la mort des neurones. On a longtemps cru que le cortex était la partie du cerveau la plus touchée, l'atrophie corticale étant considérée comme la preuve anatomopathologique de la maladie. Mais il n'a jamais été prouvé que cette diminution de la population neuronale du cortex soit systématiquement supérieure à celle du vieillissement normal, sauf dans le cas des affections pré-séniles. Il n'a pas non plus été prouvé qu'elle soit responsable de la démence au sens clinique. On a autopsié des cerveaux très atrophiés chez des personnes qui n'avaient manifesté aucun trouble. On sait qu'un foie amputé à 90 % continue de suffire aux besoins d'un être humain, et qu'un territoire cérébral peut continuer à remplir ses fonctions malgré une perte neuronale de 80 %. Certes à la différence des autres, les cellules du cerveau ne se reproduisent pas, mais l'outil cérébral est comme une Ferrari qu'on ne conduirait que sur des chemins vicinaux : son potentiel est énorme. Et même si la mort neuronale fait partie de la vie — elle commence dès le stade fœtal — elle n'empêche pas l'humain de développer, ô combien, son intelligence en ramifiant et perfectionnant les circuits existants, et ce à tout âge.

Il semble pourtant que l'atrophie de la partie profonde sous-corticale du cerveau — hippocampe, amygdale et noyau basal de Meynert — soit plus caractéristique des DTA. Cette théorie « limbique » renverse le « dogme cortical » qui a prévalu pendant près d'un siècle.

Perspectives thérapeutiques du modèle lésionnel

Si l'on considère telle ou telle des lésions énumérées, ou tel groupement de celles-ci, comme *cause* de la maladie, on ouvre une perspective thérapeutique puisque toute substance s'attaquant à la cause se trouvera susceptible de remédier à l'effet. Deux voies de recherche sont actuellement explorées.

La première est immunologique et consiste à stimuler le système immunitaire de manière à ce qu'il se défende lui-même contre la formation des plaques séniles. Plusieurs essais de « vaccins[4] » sont ainsi en cours d'expérimentation, aussi bien sur des souris que sur des humains, et n'ont donné jusqu'à présent que des résultats ambivalents. Car l'activité des substances ne se limite pas à l'action qu'on leur prescrit. Parallèlement à l'amélioration des performances cognitives des animaux de laboratoire, elles ont provoqué des hémorragies cérébrales. De manière analogue, des essais vaccinaux sur les humains ont dû être interrompus en raison des réactions inflammatoires qu'ils provoquaient dans les tissus du cerveau...

L'autre approche reposant sur l'hypothèse lésionnelle vise à s'opposer à la mort neuronale ou au développement des plaques séniles. Là encore, diverses substances sont en cours d'expérimentation, visant par exemple à bloquer la sécrétion des enzymes impliquées dans la production des protéines amyloïdes. Le problème reste double : avant même de pouvoir constater cliniquement l'efficacité étiologique de la molécule (comme remède aux causes de l'affection), on n'arrive pas à franchir l'obstacle des effets indésirables, d'autant plus difficile dans le cas d'une affection du cerveau qu'on ne peut empêcher le médicament de se diffuser dans d'autres organes et d'y provoquer des dommages. L'essai d'un « anti-sécrétase » chez l'animal puis chez l'homme a ainsi provoqué des leucémies. Cela ne veut pas dire qu'on soit dans l'impasse, mais la solution, si elle vient de cette direction, n'interviendra pas dans un avenir proche.

Le modèle neurochimique

Le bon fonctionnement du cerveau résulte de l'échange permanent d'information entre les neurones, essentiellement par voie chimique.

---

4. C'est un abus de langage puisqu'il ne s'agit pas de stimuler les défenses contre un micro-organisme étranger.

L'exemple classique est celui de la peur, dont chacun sait qu'elle se transmet grâce à l'adrénaline.

Ces substances chimiques échangées par les neurones sont appelées des « neurotransmetteurs » : dopamine, acétylcholine, sérotonine, glutamate, aspartate, etc. Il en existe plusieurs dizaines qui ont chacun un rôle précis. Chaque neurone se spécialise dans l'utilisation d'un neurotransmetteur particulier. Ainsi les neurones du noyau basal sont pour la plupart « cholinergiques » : ils projettent de l'acétylcholine vers l'hippocampe et le cortex, et semblent très actifs, on l'a dit, dans les opérations de la mémoire. Il est dès lors tentant de rechercher l'origine de troubles de mémoire dans les circuits de l'acétylcholine, et plus généralement d'attribuer les maladies neurologiques à des problèmes de fabrication ou de distribution de neurotransmetteurs.

D'un point de vue étiologique, un tel modèle renverse le modèle lésionnel puisque les lésions ne sont plus causes mais conséquences de dysfonctionnements neurochimiques. Quelle que soit sa validité théorique, il présente l'avantage de déboucher sur des perspectives de traitement symptomatique[5].

On découvrit ainsi dans les années 1960 une nette déficience du circuit de la dopamine chez les parkinsoniens[6], ce qui conduisit à suppléer au manque par un apport de dopamine de synthèse, la L-DOPA, avec des résultats immédiats spectaculaires.

Dix ans plus tard on mit en évidence un déficit comparable de l'acétylcholine chez les malades d'Alzheimer, dans les zones où se situent la plupart des lésions. On élabora donc une théorie « cholinergique » de l'affection, expliquant les troubles cognitifs par cette déficience du métabolisme de l'acétylcholine et prévoyant un recul des symptômes par administration de produits stimulant la sécrétion. Plusieurs traitements dits « anticholinestérasiques » ont ainsi été essayés depuis les années 1990. Le premier, la « tacrine », a donné des résultats suffisamment encourageants pour qu'on aille jusqu'à la mise en vente sur le

---

5. On ne remédie pas aux causes de la maladie, mais on en gomme ou freine les effets.
6. Dans une partie du sous-cortex appelée « noyau strié ».

marché. Ce produit n'est cependant plus prescrit en raison de sa toxicité sur le foie, mais il a été remplacé par de nouvelles spécialités employées aujourd'hui en médecine de ville (sur prescription d'un spécialiste gériatre, psychiatre ou neurologue). Du point de vue des praticiens, leur efficacité reste diversement appréciée. Elle n'est généralement pas décrite comme spectaculaire, sauf exception, mais semble d'autant plus appréciable que le produit est administré précocement : les malades ne retrouvent pas leurs capacités cognitives, mais certaines dégradations sont freinées. On est donc loin d'avoir résolu le problème et les recherches se poursuivent. De plus, il faut rester prudent quant à l'espoir d'un « médicament miracle ». Après plusieurs années de L-DOPA, les malades de Parkinson débarrassés de leurs tremblements ont manifesté de nouveaux symptômes, de démence cette fois. Ceux-ci n'avaient donc pas été « guéris » par le traitement substitutif de neurotransmetteur, mais seulement soulagés de leurs maux, et le répit obtenu les faisait basculer dans une complication démentielle du Parkinson. (On lira sur cette question précise *L'Éveil*, du neurologue Olivier Sacks, dont fut tiré un film apprécié).

On le voit, les maladies dégénératives du système nerveux central ne s'expliquent pas par le seul déficit d'un neurotransmetteur. Certes le manque d'acétylcholine reste une importante anomalie chimique de la maladie d'Alzheimer, sans doute corrélée à la perte de mémoire mais :

>> il n'est pas spécifique ; on le retrouve dans la trisomie 21, chez certains parkinsoniens et dans la maladie de Creutzfeldt-Jakob ;

>> d'autres circuits de neurotransmetteurs sont sévèrement touchés.

Le problème de l'approche cellulaire est qu'on ne sait jamais si l'on a affaire à un mécanisme central ou bien à l'une de ses conséquences lointaines, voire contingentes. D'autres essais thérapeutiques sont engagés avec d'autres neuromédiateurs, comme la sérotonine ou le glutamate[7].

---

7. Certains ont dépassé le stade de l'essai : ainsi l'Ebixa[TM], agissant sur les récepteurs cellulaires au glutamate, est disponible chez nos voisins allemands.

On le voit, le modèle neurochimique de la maladie d'Alzheimer n'est ni avéré théoriquement, ni validé par l'expérience thérapeutique. Il permet néanmoins d'élaborer des stratégies de traitement symptomatique, à base de plusieurs produits susceptibles de freiner l'évolution des troubles.

LE MODÈLE GÉNÉTIQUE

Certaines familles (de 5 à 10 %) semblent particulièrement frappées par la maladie d'Alzheimer : fréquence accrue (jusqu'à un membre sur deux), précocité anormale (parfois avant quarante ans). L'étude de ces cas a permis d'isoler un ou plusieurs gènes communs, susceptibles de transmettre de génération en génération sinon la maladie elle-même, du moins une prédisposition à celle-ci. On cite l'exemple d'une famille d'« Allemands de la Volga », immigrée aux États-Unis à la fin du XVIIIe siècle, dont un ancêtre a probablement subi une mutation génétique, et dont les milliers de descendants actuels sont très touchés. C'est « l'effet de fondateur », caractéristique du mode de transmission génétique dominant[8].

Connaître les gènes vraisemblablement impliqués ne suffit toutefois pas à comprendre les processus en jeu dans l'apparition de la maladie (ce que les médecins appellent sa *pathogénie*). Cela d'autant moins que la maladie se caractérise par son apparition tardive, et qu'il faut donc aussi expliquer le mécanisme du sursis : le gène doit-il attendre l'action de tel virus, de telle toxine venus de l'environnement ; est-il équipé d'une horloge prévoyant sa date d'entrée en nuisance, ou est-ce l'horloge générale du vieillissement qui commande à son activation ?

Et quand bien même l'énigme serait résolue pour la forme familiale, reste à faire le lien avec les formes dites « sporadiques » de la maladie,

---

8. Un caractère se transmet sur le mode *dominant* s'il suffit qu'un des parents transmette le gène correspondant pour que l'enfant l'exprime (cas des yeux bruns) ; la transmission est dite *récessive* si l'enfant doit hériter d'un même gène de ses deux parents pour posséder le caractère correspondant (cas des yeux bleus).

c'est-à-dire les plus courantes. Pour celles-là non plus la transmission héréditaire ne doit pas être exclue. Il semble en effet que le facteur de risque augmente assez nettement quand on a un parent Alzheimer. Mais la génétique ne suffit pas à l'explication. Les études sur les couples de jumeaux vrais montrent bien que dans la moitié des cas, *malgré le patrimoine génétique rigoureusement identique,* l'un peut être atteint sans que l'autre le soit...

Marquons nettement à cette occasion la différence entre « maladie génétique » et « maladie héréditaire ».

Une *maladie héréditaire* se transmet des parents aux enfants selon les lois de l'hérédité, de façon récessive ou dominante, comme expliqué dans la note de la page précédente.

Une *maladie génétique* est due à une anomalie du patrimoine génétique du malade, l'anomalie pouvant être aussi bien congénitale qu'accidentelle (mutation sous l'effet de rayonnements ou de produits toxiques comme après Hiroshima, accident de reproduction).

L'hémophilie est une maladie héréditaire, le mongolisme une maladie génétique. La génétique est vraisemblablement impliquée dans la maladie d'Alzheimer, l'hérédité probablement[9]. Toutes deux pourraient permettre de délimiter des populations à risques, mais ne suffisent pas à expliquer le déclenchement des troubles.

Reste qu'à ce jour, quatre gènes, situés sur les chromosomes 14, 19, 21 et sur un autre non encore identifié, ont été associés à différentes formes familiales de la maladie d'Alzheimer, soit précoces soit tardives.

Le gène du chromosome 21, comme on l'a vu, semble responsable de la production anormale de protéine amyloïde, constitutive des plaques séniles. Il n'a été mis en évidence que dans quelques familles présentant une forme précoce de la maladie (dont les fameux Alle-

---

9. C'est plus difficile à démontrer car les ascendants de malades ont pu mourir avant que ne se déclenche la maladie ; une étude américaine portant sur cent familles, dont cinquante de malades d'Alzheimer, établit que le risque cumulé est quatre fois plus important lorsqu'un ascendant a été atteint, frôlant 50 % pour ceux qui atteignent l'âge de quatre-vingt-cinq ans.

mands de la Volga). Le gène du chromosome 14 paraît plus largement associé aux formes précoces, donc aux « vrais » Alzheimer.

Le gène dit *APOE*, situé sur le chromosome 19, concerne plutôt les formes non précoces de la maladie, et pourrait de ce fait avoir une portée explicative plus large. Il code pour la fabrication de l'apolipoprotéine E, en abrégé apoE, dont on n'avait jusqu'à présent étudié l'action que sur la circulation sanguine. Cette protéine est en effet normalement impliquée dans le transport, au sein de l'organisme, de lipides comme le cholestérol, nécessaires à la maintenance et à la bonne santé des membranes cellulaires. Mais elle existe sous plusieurs formes, dont certaines pathogènes, produites sous l'effet de différentes variantes, ou *allèles*, du gène APOE.

C'est ainsi que la forme apoE2, codée par l'allèle noté ε2, augmente le risque de maladies cardiovasculaires ; l'apoE4, codée par l'allèle ε4 semble corrélée à une augmentation des lésions alzheimériennes dans le cerveau ; l'apoE3 au contraire, liée à l'allèle ε3, paraît protéger le sujet contre la survenue des mêmes troubles.

Mais la question usuelle de la poule et de l'œuf se pose : l'allèle ε4 du gène APOE est-il déclencheur de la maladie d'Alzheimer, ce qui ouvrirait une possibilité de prévoir par un test génétique l'affection, ou n'est-il que l'auxiliaire docile d'un déterminisme plus ample ? Les chercheurs optent actuellement pour la seconde hypothèse, le test prédictif n'est donc pas pour demain. Toutefois un dosage d'apoE4 permettrait d'évaluer la probabilité qu'un sujet soit un jour frappé par la maladie d'Alzheimer, ainsi que l'âge de survenue des symptômes éventuels.

De plus, les découvertes sur l'apoE laissent envisager des chimiothérapies visant à renforcer l'action de la « bonne » apoE au détriment de la « mauvaise ».

LE MODÈLE INFECTIEUX

L'idée que la maladie d'Alzheimer pourrait être contagieuse provient de l'existence bien démontrée de démences transmissibles à l'homme et à l'animal. La scrapie ou tremblante du mouton, l'encéphalopathie spongieuse de la vache anglaise sont transmises par l'alimentation. On a montré en 1957 que les cannibales, en dégustant cru le cerveau de leur ennemi selon la coutume, ingéraient en même temps le virus du « kuru », une encéphalopathie se traduisant par des troubles de l'équilibre et des symptômes de démence. Plus récemment, dans une étude qui valut le prix Nobel à son auteur, on a pu provoquer des démences en injectant à des animaux des extraits de cerveaux humains atteints de maladie de Creutzfeldt-Jakob. L'« affaire de la vache folle » a même permis de multiplier ce genre d'études et de prouver qu'une telle contamination était possible de l'animal à l'homme. Des transmissions interhumaines accidentelles ont d'ailleurs été provoquées par greffes de cornée, ou par l'implantation neurochirurgicale d'électrodes contaminées [10].

Les agents infectieux impliqués sont dits « non conventionnels » car ils se conduisent comme des virus en s'attaquant au matériel génétique des cellules, mais ne sont pas des virus. Leur biochimie est plus rudimentaire, et ils agissent avec lenteur : plusieurs années, voire dizaines d'années d'incubation entre l'infection et le déclenchement. Certains sont appelés des *prions*.

Fait troublant : on a trouvé dans des cerveaux de malades de Creutzfeldt-Jakob de nombreuses structures en forme de bâtonnets, qui seraient des agrégats de prions, présentant les caractéristiques physico-chimiques de l'amylose des plaques séniles de la maladie d'Alzheimer... De là à en conclure que notre maladie est elle aussi due à l'infection par un de ces prions, il n'y a qu'un pas, qui fut bien vite franchi, avec des arguments restant minces. On n'a rien vu au microscope et l'on n'a réussi que deux fois, semble-t-il, à transmettre la maladie au singe à partir de cerveaux d'humains malades, uniquement pour la forme familiale. Reste que ce domaine passionne les chercheurs car ils y font d'importantes découvertes. Ainsi des Américains ont mis en évidence une forme héréditaire *et* infectieuse de

---

10. Il s'agit d'électrodes implantées à l'intérieur du cerveau sous anesthésie et non bien sûr des banales électrodes collées sur le cuir chevelu pour l'électro-encéphalographie.

la maladie de Creutzfeldt-Jakob. Si cette découverte se confirmait, cela signifierait que le prion a besoin d'un terrain génétique favorable pour agir, et donnerait un modèle d'étiologie multi-factorielle — génétique/infectieux — comme on en cherche pour la maladie d'Alzheimer.

LE MODÈLE DES RADICAUX LIBRES

Le cerveau est grand consommateur d'oxygène ($1/5^e$ de la consommation totale du corps). Ce produit indispensable se présente sous plusieurs formes moléculaires, dont une toxique appelée *radical libre,* capable de faire « rancir » les neurones en donnant des résidus proches chimiquement des plaques séniles. Il existe de nombreux autres radicaux libres dans la nature, s'attaquant à toutes les cellules vivantes. Une théorie actuelle explique le vieillissement comme l'effet de ces attaques répétées. On pense que la longévité pourrait être prolongée de cinq à dix ans si l'on arrivait à diminuer l'absorption de radicaux libres venant de l'environnement et de la nourriture.

L'enzyme responsable de la destruction des radicaux libres d'oxygène est la « SOD[11] ». Une surproduction ou une insuffisance de SOD est susceptible de déclencher des catastrophes dans la population neuronale. Or le gène responsable de la production de SOD est situé sur un chromosome qui n'est autre… que notre fameux n° 21, déjà tellement mouillé dans l'affaire qui nous occupe. On ne s'étonne plus que le mongolisme donne l'illustration frappante d'un phénomène de vieillissement accéléré… et que les chercheurs s'intéressent fortement à ces questions.

LE MODÈLE TOXIQUE

Des concentrations anormalement élevées d'aluminium ont été mesurées dans des cerveaux alzheimériens, particulièrement du côté des plaques séniles et des dégénérescences neurofibrillaires.

---

11. Superoxyde dismutase.

Chez l'animal, des injections de sels d'aluminium déclenchent une encéphalopathie progressive, marquée par l'apparition de neurofibrilles cérébrales.

L'aluminium inhibe la synthèse de l'acétylcholine chez le rat.

Les insuffisants rénaux absorbent par dialyse de grandes quantités d'aluminium et finissent, pour certains d'entre eux, par développer une encéphalopathie.

Les habitants de l'île de Guam, près de Bornéo, étaient sujets à une affection neurologique fréquente, très particulière, associant les symptômes des maladies d'Alzheimer et de Parkinson. Entre autres habitudes alimentaires, ils buvaient une eau très chargée en aluminium. On a changé leur régime, la pathologie a quasiment disparu.

Plusieurs enquêtes épidémiologiques établissent une corrélation entre la concentration en sels d'aluminium de l'eau courante et la fréquence de la maladie d'Alzheimer dans la population.

Il en faudrait bien moins, on le voit, pour incriminer l'aluminium.

On peut toutefois apporter plusieurs bémols :

>> les neurofibrilles observées chez l'animal n'ont ni le même aspect ni la même localisation que les dégénérescences neurofibrillaires alzheimériennes ;

>> beaucoup de dialysés ne font pas d'encéphalopathie ;

>> l'aluminium que nous ingérons par l'eau courante est minoritaire par rapport à ce que nous apportent nos habitudes alimentaires (fromages, ustensiles de cuisine, boîtes de bière, soda, etc.).

Toutefois le métal, et pas seulement l'aluminium mais aussi le cuivre, le zinc et éventuellement d'autres comme le fer ou le plomb, pourraient intervenir comme cofacteurs pour renforcer ce que nous avons appelé « l'hypothèse lésionnelle ». En deçà d'un certain seuil, la présence d'ions métalliques dans le cerveau (et plus généralement dans tout l'organisme) est bénéfique car anti-oxydante, mais au-delà elle produit l'inverse : au lieu de piéger les molécules susceptibles d'oxyder les neurones, elle les transforme en peroxyde d'oxygène, composé plus dangereux encore, plus connu sous le nom d'eau oxygénée, aux propriétés antiseptiques et décapantes bien connues. Elle serait ainsi la cause du dysfonctionnement de la protéine amyloïde et de son accumulation en « plaques séniles ». L'hypothèse a l'avantage d'être compatible avec les théories actuelles du vieillissement et avec certains essais thérapeutiques.

LE MODÈLE PSYCHIQUE

Selon une théorie due au psychiatre Jean Maisondieu[12], la maladie d'Alzheimer est la réaction de défense d'un psychisme incapable d'accepter l'idée de mourir. Les lésions organiques, dont on sait qu'aucune n'est véritablement spécifique de l'affection, sont interprétées comme des conséquences du processus mental de « débranchement » (de même que des lésions musculaires apparaîtraient au bout de quelque temps chez une personne ayant renoncé à bouger ses jambes ou ses bras).

Maisondieu propose de débaptiser l'affection et la renommer « thanatose », c'est-à-dire psychose de la mort. Effectivement les « alzheimériens ne meurent pas » dit-on parfois, signifiant par là qu'à l'instar des animaux, ils n'ont pas la conscience de la mort caractéristique de l'espèce humaine. Autrement dit ils réussiraient leur coup selon le finalisme de Maisondieu.

Cette théorie est évidemment très intéressante puisqu'elle ne contredit rien de ce qu'on sait actuellement, mais il lui en faudrait plus pour être acceptée scientifiquement. Il y a des malades dans toutes les cultures, dans toutes les religions, même dans les milieux où l'on accepte mieux la vieillesse et la mort. Il faudrait pouvoir « mesurer l'angoisse de mourir » chez un être humain, ce qui semble pour le moins ardu.

L'hypothèse qu'un conflit, un stress, une inquiétude sévère, puissent déclencher une pathologie qui évolue ensuite selon un déterminisme somatique propre est cependant acceptée par des cliniciens et théoriciens travaillant dans d'autres domaines, dont celui du vieillissement.

---

12. *Le Crépuscule de la raison,* Le Centurion, 1989.

Il paraît naturel que la perspective d'une diminution des capacités de chacun à gérer sa vie intellectuelle et affective dans son grand âge déclenche de considérables remaniements en amont dans le psychisme. L'évolution peut s'envisager progressive, et somme toute harmonieuse, mais il n'est pas déraisonnable d'envisager des changements plus brutaux — sortes de chutes ou catastrophes mentales. L'individu, sollicité par un contexte intellectuel ou affectif de plus en plus exigeant eu égard à ses moyens diminuants, se retrouve soudain en situation de vivre au-dessus de ses moyens. C'est alors que le psychisme « débranche » un certain nombre de ses circuits, et réorganise sa conscience du réel selon des modalités dérogeant au réalisme commun.

Y a-t-il un procédé pour vérifier, au sens positiviste, ce type d'hypothèses ? Leur vocation n'est peut-être pas celle-là, mais plutôt de contrebalancer une approche dominante par trop réductrice de la maladie, s'intéressant davantage aux neurones qu'à la personnalité à laquelle ils participent, atomisant le royaume mystérieux de la pensée en autant de petites principautés gouvernées par telle ou telle loi de laboratoire. Un neurobiologiste influent et célèbre énonçait son grand projet d'expliquer la *Neuvième symphonie* de Beethoven en autopsiant le cerveau du compositeur. L'entreprise est certes grisante, mais réjouissons-nous qu'il existe encore des musiciens pour consentir à exécuter l'œuvre autrement qu'au scalpel — et des médecins qui regardent encore le malade comme une personne.

Il est clair en effet que la proximité inquiétante du terme de la vie ne peut être gommée quand on s'intéresse à la psychologie des êtres vieillissants, alzheimériens ou non.

Il est important de penser qu'un malade d'Alzheimer, même s'il nous paraît très étranger, même si la communication semble difficile ou impossible, est quelqu'un qui a encore un psychisme ; ce psychisme est probablement très perturbé mais n'en mérite pas moins étude, considération et assistance.

On s'est ainsi aperçu que d'autres pathologies mentales pouvaient s'ajouter à la maladie et en compliquer l'expression, tout particulièrement la dépression. On rencontre celle-ci à différents stades du parcours d'un malade d'Alzheimer. Au départ bien sûr, nous l'avons signalé : pour un nombre significatif de patients, la dépression est le mode d'entrée dans la maladie ; à l'inverse, il faut se garder de confondre un état dépressif s'exprimant par des symptômes démentiels avec un Alzheimer débutant. Plus tard, dans l'évolution du mal, des épisodes de dépression sont fréquents puisqu'on les observe chez environ un tiers des malades. Il est donc faux de dire que les malades n'ont plus conscience de leur état. Les chercheurs ne sont même pas sûrs que l'on puisse distinguer les deux séries de symptômes et les relier chacune à un déterminisme différent. Un nouveau concept désigné par les initiales « SOTAN » est même d'ailleurs proposé pour qualifier le syndrome associant dépression, troubles cognitifs et ralentissement psychomoteur.

L'OUTIL ÉPIDÉMIOLOGIQUE

Toute la recherche, depuis la décision politique d'accorder tel crédit à tel secteur, jusqu'à la mise en évidence des facteurs de risque et de déclenchement d'une affection, passe par une connaissance statistique de la maladie, objet d'une discipline appelée « épidémiologie ».

Par certaines de ses méthodes, l'épidémiologie est une science analytique proche de l'enquête policière. C'est en épluchant minutieusement l'emploi du temps de centaines d'anciens du Viêtnam qu'on a découvert la cause de la « maladie du légionnaire » : un parasite propagé par le système de climatisation d'un hôtel où leur fédération avait tenu congrès.

L'épidémiologie aborde aussi la maladie de façon purement quantitative : combien de malades, combien guérissent, quel coût pour la société ? Ce type d'approche est grandement facilité par les progrès de la science statistique et l'efficacité des techniques informatiques. Les pourcentages qui en découlent nous trompent parfois ; convenablement interprétés, ils donnent néanmoins des informations dont on ne pourrait plus se passer.

Combien de malades d'Alzheimer ?

Si l'on veut passer des pourcentages aux chiffres absolus, il est nécessaire de tenir compte de la pyramide des âges. Cinquante ans après la guerre de 1914, on a vu nettement baisser le nombre des malades d'Alzheimer dans notre pays pour la raison simple que beaucoup de septuagénaires manquaient à l'appel.

Les années 1990 ont été marquées par une croissance démographique faible du troisième âge, conséquence de la stagnation des naissances dans les années 1930 et de l'augmentation désormais faible de l'espérance de vie, mais à partir des années 2010, on assistera au « papy boom » correspondant au « baby boom » de l'après-guerre de 1940.

Il y a environ dix millions de personnes âgées de plus de soixante-cinq ans dans notre pays, dont 300 000 alzheimériens environ.

En 2040, le nombre des sexagénaires aura doublé, celui des octogénaires aura triplé, si bien qu'on évalue à 600 000 au minimum le nombre de malades dans notre pays à cette date. Aux États-Unis, on passerait de même de 4 millions actuellement à 10 millions. Les prévisions les plus optimistes de l'Organisation mondiale de la santé estiment d'ailleurs à 240 millions le nombre de sujets présentant une démence de type Alzheimer en 2025. De quoi peupler tout un pays comme les États-Unis. Au vu de ces chiffres, il est clair que la politique menée par notre pays dans ce domaine est très nettement insuffisante pour faire face aux difficultés à venir. Une seule unité de l'INSERM est officiellement vouée à la gérontologie. Saluons à cette occasion l'action d'organismes comme la Fondation IPSEN, la Fondation nationale de gérontologie, l'Association France Alzheimer et la Fondation de France pour soutenir la recherche, non seulement fondamentale mais également sur tous les problèmes sociaux suscités par le vieillissement et la démence…

En ce qui concerne la maladie d'Alzheimer, les deux approches sont employées.

Premier objectif : évaluer la « prévalence » de la maladie, c'est-à-dire le nombre de cas existants dans une population donnée. On se heurte immédiatement à des questions de méthode. Il n'existe pas de registre déclaratif où sont recensés les alzheimériens. On est donc condamné à faire des sortes de sondages consistant à compter les malades au sein d'un échantillon jugé représentatif de la population âgée.

Or il y a deux catégories de personnes âgées : celles qui vivent en institution, bien suivies sur le plan médical, dont on est facilement en mesure de savoir si elles sont ou non touchées, mais chez qui la proportion d'alzheimériens est vraisemblablement plus élevée, et celles qui vivent chez elles ou chez un proche, pas forcément diagnostiquées alzheimériennes même si elles le sont, et pour qui il faut prévoir une possibilité d'évaluation diagnostique dans le cadre même de l'enquête. Quand on sait qu'un diagnostic demande plusieurs entretiens, tests et examens, que malgré toutes les précautions, le diagnostic assez précis dans les formes pré-séniles prend des contours de plus en plus flous à mesure que l'âge avance, on mesure la difficulté de répondre à notre question pourtant si simple en apparence, et l'on est plus indulgent devant la grande diversité des chiffres publiés.

Selon les études dont on dispose pour le moment dans les pays industrialisés, et dont la plupart recensent les démences séniles comme un grand tout, le pourcentage varie de 5 à 10 % pour la population de plus de soixante ans. Pour obtenir la prévalence de la maladie d'Alzheimer elle-même, il faut réduire ces taux d'un tiers, ce qui ramène la proportion à environ 5 %.

Un adulte sur vingt est frappé d'Alzheimer au-delà de soixante ans.

Si l'on regarde la répartition de la maladie de plus près au-delà de soixante-cinq ans, on constate que la proportion de malades croît géométriquement avec la classe d'âge, puisqu'elle double à peu près tous les quatre ans, et ce jusqu'à quatre-vingt-cinq ans. Autrement dit, il y a deux fois plus de malades âgés de soixante-neuf ans que de malades âgés de soixante-cinq ; quatre fois plus à soixante-treize, huit fois plus à soixante-dix-sept, etc.

L'âge paraît donc un facteur de risque indiscutable. Toutefois un fait demeure inexpliqué : au-delà de quatre-vingt-dix ans, la prévalence diminue (en données corrigées par la mortalité). C'est un des arguments opposés à la théorie selon laquelle l'âge serait le seul facteur de risque, et la maladie d'Alzheimer une sorte de processus pathologique de vieillissement accéléré.

Les statistiques montrent également que la proportion de femmes touchées est de 1,5 à 2 fois supérieure à celle des hommes. Quelle peut être la différence significative entre un homme et une femme du point de vue de l'affection ? On a cru jusqu'à très récemment à un scénario hormonal : parce que le corps féminin produit moins d'œstrogènes en vieillissant, il serait davantage susceptible de déclarer la maladie. L'hypothèse fut corroborée par des études révélant que les femmes recevant un apport d'œstrogènes pour soulager certains effets de la ménopause semblaient moins soumises au risque alzheimérien. Une très ambitieuse étude épidémiologique britannique portant sur un million de femmes suivies après cinquante ans a révélé en 2003 qu'il n'en était rien — et qu'en outre les traitements hormonaux de la ménopause aggravaient nettement certains risques de cancer.

De sorte que l'inégalité des sexes devant la maladie — du reste en faveur des hommes à partir de soixante-quinze ans mais des femmes auparavant — semble davantage refléter une inégalité d'espérance de vie et ses simples conséquences démographiques.

On ajoutera toutefois, car c'est un point plus général révélé par une longue et remarquable enquête prospective réalisée dans la région de Bordeaux sur une cohorte de 4 000 personnes suivies pendant quinze ans et intitulée « PAQUID », que l'écart homme/femme pour les générations les plus anciennes pourrait correspondre à l'inégalité de formation scolaire observée entre garçons et filles il y a quelques décennies. En effet, environ 5 % des sujets de PAQUID n'ayant pas obtenu leur certificat d'études sont touchés par la maladie contre 0,4 % ayant fait des études supérieures. Il semble d'ailleurs que le devenir professionnel ultérieur de l'enfant indiffère : l'enquête n'a établi ni métier à risque ni métier à l'abri.

Plus largement, les activités nécessitant la planification des tâches et l'initiative — jardinage, tricotage, bricolage, voyage — semblent mieux « protéger » leurs adeptes que par exemple la lecture ou la garde d'enfants. Toutefois nous avons mis des guillemets : sont-ce les activités elles-mêmes qui ont une vertu protectrice, ou ne sont-elles que l'expression d'une tendance plus profonde de la personnalité qui la met à l'abri de ce genre de maladies dégénératives ? Il faut le répéter : corrélation ne signifie pas explication.

La même enquête a également produit des corrélations intéressantes, fournissant autant de pistes d'exploration aux chercheurs[13] :

>> Les célibataires ont un risque significativement plus élevé de développer une démence par rapport aux sujets mariés. Deux hypothèses peuvent justifier cette relation : les célibataires auraient plus fréquemment une personnalité pré-morbide qui pourrait expliquer à la fois leur statut matrimonial et la démence, ou la vie en couple pourrait favoriser la stimulation cognitive des sujets.

>> La consommation de vin, ô scandale, pourrait exercer un effet protecteur (certes en consommation modérée, soit de 0,25 à 0,5 l/jour). Cette révélation a aussitôt défrayé la chronique et fait s'interroger sur le financement de l'étude (réalisée comme on l'a dit… dans le Bordelais). Il semble là encore qu'il y ait malentendu : car il n'y a pas que de l'alcool dans le vin ! On l'a vu, le stress oxydatif semble jouer un rôle important dans la survenue de la démence. Or le vin, le thé, les fruits, les légumes, contiennent des substances dites flavonoïdes au fort pouvoir anti-oxydant. Des études nutritionnelles complémentaires ont confirmé que l'apport de flavonoïdes dans l'alimentation, et pas seulement dans le vin, était inversement proportionnel au risque de démence.

>> Le tabac, enfin, a été mis en avant par de nombreuses enquêtes comme facteur possible de protection. Il semble aux auteurs de

---

13. Les résultats complets sont disponibles en ligne à l'adresse URL suivante : www.isped.u-bordeaux2.fr/isped/recherche/paquid.

PAQUID que la corrélation disparaisse lorsqu'on la corrige par des données complémentaires comme le niveau d'études et la profession. Quoi qu'il en soit, cette idée a suscité des études sur les effets bénéfiques de la nicotine, au point que certains traitements nicotiniques sont en cours d'expérimentation sur des malades frappés de démence.

Pour ce qui est de la mortalité des malades d'Alzheimer, un nouveau problème se pose. La mortalité imputable directement à la pathologie est faible, et l'on meurt plus souvent d'une cause secondaire : circulatoire, respiratoire, infectieuse, alimentaire, pas toujours consignée sur le certificat de décès. Les études sur la durée de survie donnent des résultats très divergents. PAQUID conclut à une multiplication par 2,4 du risque de décès, toutes causes confondues, par rapport à un destin normal ; le chiffre monte à 2,9 pour le risque d'accident vasculaire cérébral. En moyenne l'espérance de survie d'une personne entrant dans la maladie est d'environ huit ans. L'âge d'entrée ne semble pas avoir d'incidence sur cette durée, mais le fait d'être une femme, ainsi que celui de vivre en institution, l'allongent statistiquement.

Les progrès dans le diagnostic

Le diagnostic des maladies d'Alzheimer pré-séniles est relativement sûr avec les outils actuels, car d'autres affections surajoutées ne viennent généralement pas gêner l'investigation. Au-delà de soixante-cinq-soixante-dix ans en revanche, chez un sujet dénutri, déprimé, atteint de plusieurs pathologies, le travail est plus difficile.

Dans un rapport au Conseil de l'Europe de 1989[14], plusieurs médecins spécialistes s'avouaient persuadés qu'un grand nombre de diagnostics d'Alzheimer étaient portés en excès — travers plus grave que l'inverse puisqu'un tel diagnostic pousse souvent au renoncement thérapeutique et au placement. Aussi réclamaient-ils une amélioration des

---

14. Sur la prévention du vieillissement cérébral pathologique, R. Moulias & coll. IERPA, 1989.

critères diagnostiques. Leur vœu s'est trouvé en partie exaucé du fait des progrès dans la connaissance générale de la maladie et des pratiques de travail collégiales. Cependant aucun test de détection biologique, aucun protocole d'imagerie cérébrale, n'ont encore permis un dépistage sûr et rapide de l'affection — crucial puisque les traitements sont d'autant plus efficaces qu'administrés précocement. La psychométrie continue de tenir le haut du pavé, ce qui implique un certain retard et des incertitudes. L'enjeu est donc de taille.

L'IMAGERIE CÉRÉBRALE

Il y a quelques années, hormis la radio et l'électro-encéphalographie, les techniques d'exploration cérébrale étaient extrêmement agressives : encéphalographie gazeuse, angiographie. Les développements de l'informatique et de la médecine nucléaire ont permis d'améliorer spectaculairement les performances des anciennes méthodes, et d'en créer de nouvelles. On « voit » aujourd'hui le cerveau comme on ne l'a jamais vu, et sans verser une goutte de sang, ce qui donne espoir au chercheur de pouvoir obtenir par l'imagerie, du vivant du malade et « en temps réel », cette certitude diagnostique qui n'est présentement disponible qu'à l'autopsie. Toutefois aucun examen de routine ne le permet encore. Les techniques d'imagerie cérébrale, scanner, IRM en particulier, ne sont systématiquement employées que dans le cadre de ce que nous avons appelé le diagnostic d'exclusion.

Le scanner

Le scanner (ou tomodensitomètre, du grec *tomos,* la coupure) est devenu très à la mode. Il est d'une efficacité extraordinaire pour certains diagnostics. Le principe est le même que celui de la radiographie, la pénétration par rayons X, mais suivant un procédé permettant de ne radiographier que des coupes de l'organe examiné. En multipliant ces coupes et en faisant digérer toutes les données à un ordinateur, on arrive à des images de synthèse d'une très grande netteté.

L'utilité du scanner dans le diagnostic d'Alzheimer est presque exclusivement négative : l'examen permet de détecter une éventuelle cause « mécanique » à la démence : tumeur, abcès, hématome, hydrocéphalie, ce qui, on le sait, n'est pas peu. On est évidemment tenté d'y lire une éventuelle atrophie du cerveau, lésion typique précédemment décrite. La démarche est généralement très décevante. D'une part le volume apparent au scanner dépend de l'état d'hydratation du sujet, d'autre part on observe des atrophies corticales naturelles chez des sujets âgés apparemment sains. Il n'y a véritablement qu'un *élargissement des sillons corticaux* (espaces séparant les différents lobes du cortex) sur le scanner d'une personne *jeune* (moins de soixante-cinq ans), présentant des troubles démentiels, qui puisse faire pencher nettement le diagnostic vers Alzheimer.

À côté des démences d'origine mécanique, il y a les démences d'origine vasculaire, autre cible importante du diagnostic différentiel, et pour lesquelles le scanner donne généralement des renseignements trop grossiers.

On a recours alors à l'imagerie par résonance magnétique.

L'IRM

L'IRM (imagerie par résonance magnétique ou RMN pour résonance magnétique nucléaire) fonctionne sur un autre principe physique. Il ne s'agit plus de pénétrer dans les tissus grâce aux rayons X mais par un champ électromagnétique puissant (indolore), ayant pour effet de modifier sélectivement l'orientation dans l'espace des atomes exposés. En revenant à l'équilibre, ces atomes émettent un rayonnement recueilli par un radar servant à élaborer l'image. L'IRM s'avère très précieuse dans la détection des petites lésions vasculaires, des démences à infarctus multiples, ainsi que certaines démences d'origine infectieuse. Elle est inoffensive — plus encore que le scanner car la fréquence des rayonnements utilisés n'est pas toxique —, mais force le patient à rester immobile assez longtemps, ce qui peut être difficile, voire impossible pour des personnes présentant des troubles du comportement.

L'IRM est utile aux chercheurs en Alzheimer pour quantifier la densité de la « matière grise » du cerveau, c'est-à-dire la densité de neurones, et tout particulièrement pour évaluer, grâce à des clichés réguliers pluriannuels, la vitesse de la disparition neuronale dans certaines zones-clés comme l'hippocampe (environ dix fois supérieure à ce qu'elle est lors du vieillissement normal). On lui associe alors généralement la tomographie à émission de positons (TEP), qui fournit des renseignements complémentaires.

La TEP ou caméra à positons

L'IRM donne une photographie anatomique du cerveau ; la TEP (ou caméra à positons) en offre une image métabolique. L'une fait l'état des lieux, l'autre en révèle le fonctionnement dans la durée. La caméra suit pour cela à la trace un produit radioactif injecté dans l'organisme, ayant une affinité particulière pour l'organe étudié. Pour ne pas être dangereux, l'isotope radioactif doit disparaître rapidement. Autrement dit, ce que les chimistes appellent sa demi-vie doit être brève, ce qui impose sa fabrication à proximité, dans un gigantesque accélérateur de particules appelé cyclotron. Cette contrainte explique le coût pour l'instant prohibitif de l'examen en routine (de l'ordre de 10 000 €), et la rareté des centres où on le pratique. La caméra à positons est un outil de recherche avant tout.

Qu'apporte-t-elle à la connaissance de la maladie d'Alzheimer ? La possibilité, pour la première fois, d'évaluer, du vivant du malade et de façon non agressive, la densité des lésions et l'efficacité d'éventuels traitements chimiques. On observe par exemple, bien avant la survenue des premiers symptômes cognitifs, des indices métaboliques anormaux, comme une baisse de la consommation de glucose dans les futures régions touchées. La TEP pourrait ainsi devenir un outil de détection précoce, en termes d'années, voire de décennies avant la survenue des troubles. Toutefois voir mieux ne signifie pas nécessairement comprendre mieux. Ainsi, l'utilisation complémentaire de l'IRM et de la TEP a permis de révéler un « paradoxe hippocampique » : l'IRM révèle l'atrophie quand la TEP ne détecte aucun fonctionnement anormal de cet organe-clé au moment de l'entrée en maladie ; seule l'évaluation cognitive du patient permet alors de se prononcer. On le voit, l'affection décrite par Aloïs Alzheimer semble mal se prêter à des approches trop simplificatrices ou réductrices. Elle semble aussi complexe que l'être humain dont elle s'empare.

La « GAMMA » caméra ou SPET Scan (Tomographie par Émission de Simples Photons)

C'est un instrument voisin, utilisant d'autres classes d'isotopes, émetteurs de rayons gamma, plus faciles à fabriquer. La SPET est une technologie moins coûteuse que la précédente, d'utilisation envisageable en routine, mais donne pour le moment moins de renseignements. Elle permet toutefois d'étudier le débit sanguin cérébral, qui présente certaines anomalies assez caractéristiques dans le cas de la maladie d'Alzheimer.

L'électro-encéphalographie quantifiée

Ce n'est autre qu'une meilleure exploitation, grâce aux moyens de calcul informatiques, du bon vieil électro-encéphalogramme. L'activité neuronale, on le sait, se traduit par l'émission d'un très faible courant électrique appelé potentiel d'action. En plaçant des électrodes sur le cuir chevelu on arrive à amplifier ces potentiels, les comparer, et enregistrer la masse globale de l'activité électrique du cerveau, sous forme d'ondes superposées portant des noms de lettres grecques : alpha, bêta, gamma, etc. L'EEG est une technique indolore et bon marché, permettant de diagnostiquer une épilepsie, ou certaines lésions (tumeurs, cicatrices). Elle connaît un regain d'intérêt dans l'étude de la maladie d'Alzheimer, car ses données convenablement exploitées semblent en corrélation avec la gravité clinique et l'importance des pertes neuronales. Elle n'a pas encore fourni toutes ses possibilités diagnostiques et pronostiques, et pourrait servir à discerner différentes formes dans la nébuleuse Alzheimer, tout particulièrement la coexistence avec une dépression (EEG de sommeil).

LES MARQUEURS BIOLOGIQUES

À côté de la remuante activité de l'imagerie cérébrale, de nombreux chercheurs et instituts pharmacologiques s'efforcent de mettre au point un « marqueur biologique » de la maladie d'Alzheimer. Quel diagnostic plus simple en effet qu'au vu d'un simple test de laboratoire ? On cherche dans le sang, un anticorps, une quelconque anomalie de composition ; on cherche dans le liquide céphalo-rachidien, une protéine ou une enzyme anormale ; on cherche dans la peau, un scientifique américain disant avoir repéré dans la peau des malades des dépôts de la fameuse protéine amyloïde des plaques séniles ; une expérimentation est en cours dans la région parisienne ; on cherche dans le nez, des études ayant mis en évidence une baisse de l'odorat et des lésions du bulbe olfactif chez les alzheimériens ; un essai de diagnostic précoce par prélèvement d'un fragment de tissu nasal est en cours dans le sud de l'Angleterre.

Les découvertes récentes sur l'implication de la protéine « apoE » dans la maladie (voir p. 101) font remonter les espoirs d'un test prédictif. Si elles se confirmaient, il deviendrait possible d'évaluer de manière probabiliste le risque alzheimérien et l'âge de survenue des troubles par un simple dosage sanguin.

LA PSYCHOMÉTRIE

La psychométrie est cette branche de la psychologie qui s'occupe de « mesurer » les troubles psychiques. Quand ces troubles s'expriment par des déficits — trous de mémoire, impossibilité de reconnaître ou d'effectuer certains gestes —, une démarche naturelle consiste à proposer un certain nombre d'exercices mettant à l'épreuve le patient dans ces domaines, noter la performance à chaque fois et en déduire une note globale, caractérisant les capacités disponibles.

Une telle démarche s'appelle un « test ». Nous sommes continuellement soumis à des tests dans la vie moderne, de l'école à la retraite en passant par l'activité professionnelle. Et comme si cela ne suffisait pas, les magazines nous en proposent chaque semaine, pour évaluer nos aptitudes culinaires, sexuelles ou culturelles. La petite histoire veut que le grand Einstein lui-même, soumis à un test d'intelligence, ait obtenu un score d'arriéré. Vraie ou fausse, l'anecdote met l'accent sur deux difficultés bien réelles soulevées par ces méthodes :

>> *L'influence du contexte :* certaines personnes perdent leurs moyens quand elles se sentent mises à l'épreuve, particulièrement si l'enjeu est de taille, diagnostic lourd par exemple ; on sait bien que le mot « sur le bout de la langue » vient d'autant moins qu'on est tendu ou inquiet ; pour avoir une valeur médicale indiscutable, un test doit être pratiqué par un psychologue averti, qui sait comment s'y prendre avec le patient pour le mettre en situation de donner le meilleur de lui-même ; c'est aussi ce qui motive certains neurologues et psychométriciens à concevoir d'autres outils que les tests, consistant par exemple à évaluer le comportement du malade d'après les témoignages de son entourage, ou à proposer à la personne non pas des épreuves, mais des moyens de s'exprimer comme le dessin.

>> *L'interprétation des résultats :* échouer à un calcul mental ou ne pas être capable de citer la date ou l'heure ne correspondent pas du tout aux mêmes déficits du fonctionnement intellectuel ; un professeur d'université et un ouvrier immigré ne sont pas non plus à égalité devant certains exercices à trop forte connotation socioculturelle ; de plus, il faut savoir si l'exercice évalue la difficulté éprouvée par le patient à fixer son attention sur une opération donnée ou bien son incapacité à l'effectuer ; la mise au point d'un test, le choix de tel test plutôt que tel autre, l'interprétation des résultats relèvent donc d'un savoir-faire très spécifique, impliquant des procédures d'évaluation sur le terrain en collaboration étroite avec les cliniciens.

Les outils de la psychométrie sont donc susceptibles du meilleur et du pire. Convenablement utilisés, ils apportent des renseignements d'une grande finesse sur le fonctionnement intellectuel, cognitif et comportemental. Les protocoles mis au point dans les années récentes ont ainsi permis de grandement affiner les diagnostics, et particulière-ment de désigner les zones cérébrales atteintes. Appliqués abusivement ou sans discernement, ils font des malades de la « chair à statistiques » fondue dans un magma démentiel indivis.

Les espoirs de traitement

Certains médicaments sont découverts par accident. Un chercheur essaie un produit et lui découvre des vertus inattendues. Ainsi dans les années 1950 furent révélées les propriétés spectaculaires des neuroleptiques sur les schizophrènes [15]. En quelques décennies, tout le paysage de la folie s'en est trouvé bouleversé, au point que certains pays ont purement et simplement fermé leurs hôpitaux psychiatriques. On n'a pas progressé d'un pouce pour autant dans la connaissance de l'étiologie de la maladie. Les produits de ce type sont dits « symptomatiques ». Ils ne guérissent pas mais soulagent des symptômes.

D'autres médicaments sont au contraire « étiologiques », en ce qu'ils s'attaquent aux causes, ou aux mécanismes de la maladie. Ainsi un antibiotique bien choisi lutte contre la population microbienne responsable d'une infection. La synthèse de ce type de produits exige généralement un long et laborieux cheminement.

Devant une affection dévastatrice comme l'Alzheimer, chacun appelle de ses vœux l'arrivée d'une « pilule-miracle », baguette magique chimique rendant mémoire, geste et parole à ceux qui en sont privés, coupant court à la progression des troubles chez ceux qui sont atteints.

Plusieurs remarques s'imposent.

Certes un accident comme la trouvaille des neuroleptiques reste toujours envisageable. La molécule est peut-être déjà sur une étagère, ou pourquoi pas en voie d'expérimentation dans quelque service hospitalier. Ainsi expérimente-t-on actuellement sur les malades alzheimériens un antibiotique employé depuis des décennies contre la dysenterie (la « tourista »), non pour son efficacité anti-bactérienne (l'Alzheimer n'est pas une maladie infectieuse), mais pour sa propriété adventice de réduire la concentration du cuivre et du zinc dans le

---

15. Voir *Les Schizophrénies,* Catherine Tobin, Odile Jacob, 2004.

cerveau. Mais il est douteux, dans une étiologie apparemment si complexe, devant une symptomatologie si riche, qu'une seule molécule puisse guérir tous les maux. L'exemple de la L-DOPA doit nous faire réfléchir. On a cru que la maladie de Parkinson serait enfin vaincue lorsque le produit est sorti, mais après quelque temps d'utilisation, on s'est rendu compte que le remède n'était que symptomatique, et non sans effets indésirables. La maladie continue de progresser, plus souterrainement, et de nouveaux symptômes, cognitifs cette fois, resurgissent après quelque temps. Il y a certes eu progrès, mais partiel, et déception par rapport aux espoirs soulevés par la découverte. Dans notre cas, à moins de trouver l'arme préventive absolue et d'intervenir avant que les anomalies neurochimiques variées de la maladie ne se manifestent, la mise au point d'un médicament sera plus vraisemblablement tâtonnante, cherchant à corriger déficit après déficit, complétant par des « correcteurs » les effets latéraux indésirés que tout produit actif ne manque pas de déclencher, et avec les problèmes habituels de posologie liés à l'âge, le métabolisme étant variable d'un individu à l'autre. Il est clair par exemple que des substances de type amphétaminique, extrêmement efficaces pour stimuler la vigilance physique et psychique, donneraient des résultats spectaculaires sur de nombreux malades d'Alzheimer. Mais il s'agit de véritables drogues, génératrices d'accoutumance et de dépendance, raisons qui les ont fait interdire. De nombreux laboratoires travaillent sur des « amphétamines-like », molécules possédant les effets positifs sans les effets négatifs des amphétamines, la nicotine par exemple...

Ajoutons que le cerveau est un organe particulièrement difficile d'accès. C'est une chose d'avoir la bonne molécule, c'en est une autre de la faire parvenir à la bonne adresse. Ce n'est pas parce qu'on donne à un malade un comprimé d'acétylcholine que l'acétylcholine ira directement se loger dans les récepteurs déficitaires de l'hippocampe et du cortex. Le système nerveux est séparé du sang par une barrière [16],

---

16. La barrière hémato-encéphalique, constituée de cellules juxtaposées assurant l'étanchéité entre les vaisseaux cérébraux et la « matière grise ».

que seules arrivent à traverser les substances qui ont le mot de passe chimique. C'est pour cette raison que les traitements cholinergiques ont donné longtemps des résultats décevants.

S'ils ont cessé de l'être, c'est que de nouveaux produits ont été composés selon un principe tout autre : on ne cherche plus à augmenter la quantité d'acétylcholine disponible dans le cerveau mais à enrayer le processus par lequel cette substance est pathologiquement détruite. Les résultats obtenus ne sont pas miraculeux mais encourageants, au point que plusieurs spécialités sont désormais disponibles en médecine de ville. On a observé, dans certains cas d'administration précoce, des retours en arrière spectaculaires : remontées de mémoire, retour de la fonction langagière. La plupart du temps, les effets sont moins sensibles sinon *a contrario*, lorsqu'on doit cesser le traitement. Ces premiers résultats incitent à poursuivre dans cette voie, tout particulièrement dans deux directions : réduction des effets indésirables ; administration plus précoce grâce à un dépistage plus rapide.

VERS LA MULTITHÉRAPIE

On l'a dit : aucune des substances utilisées jusqu'à présent n'a d'effet miracle, aussi envisage-t-on désormais le traitement de la maladie d'Alzheimer sur plusieurs fronts. L'avenir est donc à la multithérapie — comme c'est le cas désormais de la plupart des maladies graves au long cours. On envisage ainsi d'associer un anticholinestérasique, d'autres molécules susceptibles d'exercer des effets analogues sur les autres neurotransmetteurs, un antioxydant, un anti-inflammatoire... À ce cocktail pharmaceutique il convient de rajouter les éventuels produits complémentaires destinés à soulager les troubles non cognitifs et les affections intercurrentes (dépressions, hallucinations, carences alimentaires), sans oublier les thérapies de soutien affectif, comportemental ou psychique...

Le triple problème se pose alors : de la capacité d'un organisme à résister à une telle quantité de substances souvent agressives, de plus susceptibles d'interagir les unes sur les autres ; de l'encadrement nécessaire pour assurer le suivi du traitement, particulièrement dans le cas d'un malade non placé en institution médicalisée ; enfin de l'évaluation de telles stratégies en termes de bénéfices/risques et de bénéfices/coût[17].

La question éthique posée par les essais thérapeutiques

La pharmacologie soulève également un point de méthode. Pour savoir si un médicament « marche », il faut l'essayer. Les laboratoires proposent à certains services hospitaliers de participer à des protocoles d'expérimentation. Des malades consentants sont divisés en deux groupes : le premier reçoit le traitement, le second reçoit sans le savoir un traitement « placebo » inoffensif, et l'on compare les résultats, ce qui suppose de disposer de moyens objectifs d'évaluer l'état des malades. Il en existe : les tests psychologiques, mais on a vu qu'ils ne suffisent pas toujours, c'est pourquoi d'autres outils comme la caméra à positons ou l'électro-encéphalographie quantifiée peuvent être nécessaires.

D'autres espoirs se portent sur les nouvelles techniques de greffe cérébrale à partir de tissus prélevés sur des fœtus. Quelques résultats positifs semblent avoir été obtenus dans la maladie de Parkinson et la chorée de Huntington, mais la relative dissémination des lésions de type Alzheimer complique un peu les choses. Il faut attendre encore quelques années avant de pouvoir se faire une idée.

Enfin soulevons un point d'ordre éthique.

Chez certains schizophrènes, les neuroleptiques marchent si bien qu'après des années de folie les patients se sentent soudain « normaux », et prennent alors conscience des énormes dégâts causés par tout ce temps perdu. Une amélioration de leur état peut paradoxalement se traduire par d'irrépressibles accès de tristesse menant au sui-

---

17. On peut revenir ici sur les faux espoirs de prévention et de traitement par les adjuvants hormonaux de la ménopause. Ces produits étant disponibles sur le marché pour d'autres indications, ils ont pu être prescrits pour la maladie d'Alzheimer, jusqu'à ce que l'enquête britannique « One million » en révèle le mal-fondé avec le recul d'une décennie. La Vérité est patiente, la Science ne l'est pas toujours — moins encore les laboratoires et leurs usagers...

cide. Pour le médecin, pour l'entourage, se pose alors le problème moral : « Ai-je le droit de guérir quelqu'un d'une maladie si c'est pour le précipiter dans une autre détresse, aussi peu enviable ? »

Ce genre de considérations ne doit évidemment pas pousser à l'abstention thérapeutique, mais fait réfléchir sur l'ensemble des conséquences d'un traitement. Devant un malade en début de troubles, encore pleinement autonome et responsable de lui-même, capable de dire : « Oui, docteur, je suis d'accord pour tel traitement », la question ne se pose pas, mais dès que la volonté et le sens des responsabilités s'estompent, devant une vieille personne déjà chargée de déficits qui laisseront, quand bien même la guérirait-on subitement, d'ineffaçables traces, on ne peut envisager d'action thérapeutique qui ne s'en tienne qu'à l'aspect organique de la maladie. Il est significatif que dans la plupart des services où s'expérimentent les chimiothérapies de demain, la stratégie de traitement inclue d'autres approches — rééducation cognitive consistant à stimuler et à motiver les malades en leur fournissant des outils adaptés aux différentes situations qu'ils sont amenés à rencontrer, soutien psychothérapeutique, activités artistiques, etc. Nous le comprendrons sans doute mieux dans les chapitres qui suivent : quand l'esprit est en jeu, une assistance chimique doit s'accompagner d'un soutien affectif et psychique vigoureux.

Deuxième partie

Faire face

L'écriteau qu'il suspendit au garrot de la vache fut un modèle de la manière dont les gens de Macondo entendaient lutter contre l'oubli : *Voici la vache, il faut la traire tous les matins pour qu'elle produise du lait et le lait, il faut le faire bouillir pour le mélanger avec du café et obtenir du café au lait.*

Gabriel Garcia MARQUEZ,
Cent ans de solitude[1]

---

1. Seuil, Collection Points Roman, p. 56.

Autant de regards, autant de points de vue.

Nous savons désormais qu'un malade, son conjoint, un fils, une fille, un soignant, chacun trouve sa manière d'aborder la maladie d'Alzheimer, sa manière de faire face, et de « craquer » aussi. Car ce n'est facile pour personne. On a beau garder en tête qu'on ne sera ni le premier ni le dernier, que des millions d'humains déjà ont connu pareille détresse, que des millions d'autres la vivront, l'épreuve est bien là, devant soi, il va falloir mobiliser ses meilleures ressources pour s'en montrer digne. C'est dans ces circonstances qu'un conseil, un exemple, une information juste, une bonne adresse peuvent aider.

Aussi cette seconde partie vise-t-elle à fournir le maximum de renseignements concrets pour vivre la maladie d'Alzheimer « au quotidien », dans la France du début du XXIe siècle. Nous ne sommes pas naïfs : aucun guide, aucun livre ne dispense quiconque de faire son apprentissage, d'essayer, de se tromper, de se lasser, de perdre patience.

Mais nous pensons, et les dizaines de familles rencontrées nous en persuadent, qu'il est des erreurs dangereuses facilement évitables…

Qui consulter

Sa double expression organique et mentale met la maladie d'Alzheimer au carrefour des spécialités médicales. Généralistes, gériatres, psychiatres, psychologues, psychothérapeutes, neurologues, services hospitaliers de médecine aiguë, chacun son mot à dire, chacun sa façon d'intervenir. Le public est parfois désorienté dans cette inflation de spécialités. Voici les renseignements de base sur ce qu'il faut attendre des uns et des autres…

Généraliste ou spécialiste ?

Un médecin généraliste est quelqu'un qui possède au minimum un doctorat en médecine — c'est donc un « docteur » —, et qui choisit de s'intéresser à toutes les affections de l'organisme quel que soit l'âge du patient. Il exécute les actes médicaux de son choix dès lors qu'il agit dans l'intérêt du malade et se croit capable de les mener à bien, ou bien adresse le patient à un confrère qu'il juge plus compétent ou mieux équipé.

Un médecin spécialiste possède, outre le doctorat en médecine, une *qualification* dans une des disciplines médicales reconnues comme spécialités par le Conseil de l'ordre[1]. Dans chaque cas, une liste des titres nécessaires est établie. Depuis la dernière réforme, on exige un internat de spécialité (quatre années de pratique dans un service hospitalier, sanctionnées par un Diplôme d'études supérieures[2]).

Le spécialiste demande des honoraires plus élevés, mais s'engage à n'exercer que dans sa spécialité. Ainsi en théorie, un psychiatre n'est pas habilité à prescrire des antibiotiques, ou un cardiologue des médicaments pour un rhume ; une caisse d'assurance maladie particulièrement tatillonne pourrait refuser le remboursement.

Enfin certains généralistes se voient accorder une « compétence », sur vertu de titres reconnus, compétence qu'ils peuvent mentionner sur leur plaque et leurs ordonnances, mais qui ne leur accorde pas pour autant de demander des honoraires de spécialistes[3].

Faut-il, comme l'habitude s'en répand de plus en plus dans les grandes villes, consulter directement le spécialiste *ad hoc* quand on ressent une douleur quelque part ? Dans le cas de la maladie d'Alzheimer, vu le nombre de disciplines concernées, cette attitude entraînerait le patient dans un véritable parcours du combattant, aussi éprouvant pour son moral que pour le déficit de la Sécurité sociale !

Mais la réponse ne tient pas à cette seule observation. La médecine est à la fois une *science* et une *pratique*.

La « science », c'est-à-dire la connaissance théorique du sujet, est évidemment indispensable au médecin, mais elle n'est rien sans l'« expérience », acquise à force d'avoir examiné des centaines de malades et développé une sorte de sixième sens devant la pathologie. On ne peut être à la fois instruit et expérimenté dans tous les domaines. C'est pourquoi les praticiens de la médecine se sont répartis en généralistes et en spécialistes.

---

1. La reconnaissance par la Sécurité sociale en découle généralement.
2. Remplaçant l'ancien « Certificat d'études spéciales ».
3. Ils gardent la possibilité toutefois, comme tous les médecins, de fonctionner en honoraires libres, la Sécurité sociale ne remboursant que la consultation de base.

Le généraliste est habitué à traiter le « tout-venant » de la maladie. En cas de difficulté diagnostique, grâce à sa connaissance du malade et de son environnement, il sait éviter les démarches ou examens inutiles, il aiguille la personne directement chez le bon spécialiste avec qui il correspond. Un dialogue s'établit entre les deux praticiens, débouchant sur la mise au point et le suivi d'un traitement. Le généraliste a donc un rôle de proximité sanitaire et dans bien des cas affective, alors que le spécialiste est plutôt le technicien, l'expert. Les deux actions sont complémentaires. Il y a de bons et de mauvais généralistes comme il y a de bons ou de mauvais spécialistes, mais on peut en dire autant de toutes les professions — et l'on dirait tout autant qu'il y a de bons et de mauvais malades ! Notre système de santé permet de choisir son praticien, ce qui n'est pas vrai de tous les pays. Une raison de plus pour conserver au « médecin de famille » son rôle essentiel de plaque tournante du réseau des soins.

Qu'est-ce qu'un gériatre ?

La *gériatrie* est la pratique médicale consistant à soigner des personnes âgées (disons de plus de soixante ans), tout comme la pédiatrie s'occupe des enfants de moins de quinze ans. À cette différence près que la pédiatrie est reconnue comme une spécialité, et non la gériatrie.

On peut certes se dire gériatre d'hôpital, parce qu'il y a des services hospitaliers spécialisés dans la gériatrie, mais il n'y a pas de spécialistes de gériatrie au sens de la médecine libérale.

Est-ce à dire qu'aucune connaissance particulière, aucune précaution spéciale ne soient à prendre lorsqu'on soigne une personne âgée ? Nous savons bien que si, et ce depuis Charcot[4], c'est-à-dire plus d'un siècle. Nous avons souligné à plusieurs reprises combien l'évolution métabolique et psychique due aux années pèse sur le mode d'expression des maladies, et sur la façon de les traiter. La *gérontologie,*

---

4. « L'importance d'un enseignement spécial des maladies des personnes âgées ne peut plus être contestée », *Leçons cliniques,* 1860.

branche de la médecine étudiant le vieillissement, est donc bien une discipline à part entière. Si elle n'est pas devenue une spécialité comme les autres, cela tient principalement à des résistances assez compréhensibles dans le milieu : 60 à 80 % des actes de généralistes sont effectués sur des personnes de plus de soixante ans. Instituer une spécialité de gériatrie comme on a créé la pédiatrie risquerait de vider la profession de généraliste de son contenu. Cette difficulté pourrait être contournée en incluant une solide formation de gérontologie dans les études médicales, mais on se heurte à un second problème, d'ordre politique celui-là. Alors que tous les démographes, tous les sociologues annonçaient depuis des décennies le « papy boom » de l'an 2000 et mettaient en garde les pouvoirs publics contre les inévitables problèmes médico-sociaux qui s'ensuivent, l'enseignement gérontologique est resté en « état de développement ». Un Diplôme d'études supérieures existe depuis 1990, en de rares facultés seulement. Il existe en quelques endroits des formations post-universitaires, les « capacités », fonctionnant sur un principe de bénévolat, mais il n'y a pour l'instant rien de systématique, et rien en rapport avec l'évolution de la pyramide des âges : la France comptait plus de douze millions de personnes dépassant soixante ans en l'an 2000…

Hormis quelques gériatres hospitaliers exerçant dans un service spécialisé, la plupart des médecins français sont donc des « gériatres malgré eux », formés sur le tas par les quantités de vieux malades qu'ils soignent. Cela présente des aspects positifs bien sûr, l'expérience compte, nous l'avons rappelé, mais une formation systématique plus solide dans des sujets aussi pointus que la démence permettrait d'éviter bien des erreurs ou tâtonnements. Songeons qu'il se révèle environ cinquante milliers de cas par an, à peu près autant qu'il y a de généralistes. Autrement dit, la plupart des médecins ont à peine affaire à un nouveau cas par an. Est-ce suffisant, sans autre formation, pour un diagnostic actuellement considéré comme un des plus pointus de l'exercice médical ?

La réponse est dans la pratique de tous les jours. Seuls les praticiens particulièrement expérimentés en la matière (ou motivés, ce qui revient souvent au même) mènent de bout en bout le diagnostic d'une maladie d'Alzheimer. Les autres insèrent le malade dans le circuit de spécialistes qui leur paraît le mieux approprié, généralement un service hospitalier de gériatrie.

Une « Évaluation gérontologique standardisée » (EGS) sera alors proposée, incluant une série d'examens permettant d'estimer le degré d'autonomie de la personne, son état nutritionnel, ses capacités d'équilibre, son humeur, la charge en soins qu'elle représente, et surtout le contexte social et familial dans lequel elle doit faire face à ses difficultés. La procédure permet ainsi d'adapter au plus près le traitement à la situation réelle du malade. Elle doit être renouvelée tous les six mois et lors de chaque événement important : décès d'un proche, maladie, hospitalisation, changement de domicile ou d'institution...

Si l'on n'est pas satisfait de son médecin traitant, il est conseillé de ne pas « partir à la pêche au spécialiste » mais de se rendre à une consultation hospitalière de gériatrie, en demandant une adresse à l'assistante sociale de la commune...

Neurologue, psychiatre ou neuropsychiatre ?

La *neurologie* est la spécialité étudiant les maladies du système nerveux. Le neurologue s'intéresse à ce qui se passe dans les nerfs et dans la tête, *mais d'un point de vue organique seulement.* Une tumeur cérébrale, une maladie de Parkinson entrent dans sa compétence, et non une dépression ou une schizophrénie, qui sont du ressort du *psychiatre*, le spécialiste des maladies mentales. *Mens* est le mot latin signifiant esprit. Une maladie mentale est une maladie de « l'esprit ». Comme on ne sait pas vraiment où est la frontière entre le corps et l'esprit, la distinction maladie mentale/maladie du cerveau n'est pas toujours évidente, et fluctue avec l'évolution des connaissances. L'épilepsie a longtemps été considérée comme une maladie mentale. Elle est soignée aujourd'hui par les neurologues. Une cécité soudaine, une paralysie peuvent venir aussi bien du psychique (hystérie) que de l'organique (tumeur ou lésion nerveuse). Le même malade peut donc consulter un neurologue et se retrouver chez un psychiatre ou inversement. Jusqu'en 1968 d'ailleurs, les spécialités de psychiatrie et de neurologie n'en formaient qu'une, la *neuropsychiatrie*, le praticien, une fois son titre obtenu, décidant d'orienter son activité clinique vers l'une ou l'autre selon son choix propre. Il reste encore quelques neuropsychiatres en activité (qui ont en majorité opté pour la psychiatrie), mais les deux professions de psychiatre et de neurologue sont désormais nettement séparées.

Dans quel cas consulter l'un plutôt que l'autre ? Tous deux sont des spécialistes, chez qui on ne se rend pas en principe de soi-même, mais sur conseil du médecin traitant. C'est donc au généraliste, s'il ne se sent pas capable d'assurer la procédure diagnostique de bout en bout, et s'il n'est pas en relation avec un service hospitalier de gériatrie, de décider.

>> Quand le patient présente plutôt des troubles neurologiques — difficultés de langage ou de gestes, troubles d'orientation, etc. —, il l'oriente vers un neurologue, qui lui fait subir les séries de tests et d'examens permettant d'avancer dans la complexité des nombreux diagnostics différentiels organiques de la démence.

>> Quand le patient frappe au contraire par ses troubles de l'humeur — tristesse, délire de persécution, etc. —, la question d'un diagnostic différentiel Alzheimer/dépression du grand âge se pose et la bonne adresse est plutôt celle du psychiatre.

C'est d'ailleurs à force de recevoir des patients ainsi triés sur le volet que les spécialistes des unes et des autres disciplines en viennent parfois à voir le midi de la maladie d'Alzheimer à leur porte.

« La plupart des malades qui viennent nous voir sont "bien dans leurs baskets" », affirment les uns.

« Il y a toujours dans la vie mentale et affective d'un alzheimérien quelque chose qui peut expliquer son état », répondent les autres...

Sur quoi les plus lucides concluent : « Nous ne voyons sans doute pas les mêmes malades », et ils ont raison. La démence s'organise autour du noyau de la personnalité antérieure. Si elle s'attaque à une personnalité plutôt équilibrée, elle se remarque comme un nuage dans le ciel bleu ; l'entourage a véritablement l'impression que quelque chose d'anormal se produit et pousse la personne à consulter un médecin des « maladies qui se voient », les maladies du corps. Si, au contraire, elle vient frapper une personnalité fragile ou caractérielle, les nuages noirs se forment dans un ciel déjà sombre. L'hystérique dévoile sa vie intime, l'obsessionnel resserre ses rituels, l'inquiet est submergé par l'angoisse. Une bonne prise en charge psychiatrique permet alors de le maintenir à distance raisonnable de la dépression.

C'est pourquoi un psychiatre verra plus d'alzheimériens déprimés qu'un neurologue, et un neurologue plus d'alzheimériens apparemment sans problèmes qu'un psychiatre. De là à ériger des observations circonstancielles en explications globales, il y a un pas qu'un praticien scientifique se garde d'effectuer. Les bons services hospitaliers de gériatrie regroupent d'ailleurs des spécialistes de tous bords, ce qui est une façon de résoudre la controverse...

Le psychologue

La *psychologie* est l'étude scientifique de la pensée. Un psychologue possède un diplôme universitaire de psychologie (licence, maîtrise, DES, doctorat). Il peut donc être docteur mais n'est pas médecin, sauf s'il choisit de cumuler les deux formations. Il n'est pas habilité à prescrire des médicaments. Ses consultations ne sont remboursées par la Sécurité sociale que si elles sont prescrites par un médecin.

Pour une maladie d'Alzheimer, le psychologue a deux principales occasions d'intervenir :

>> Au moment du diagnostic, sur demande du médecin conduisant la démarche, pour établir un bilan psychométrique. Son rôle, comme on l'a vu, est alors tout à fait essentiel puisqu'il n'y a pas d'autres critères permettant de diagnostiquer affirmativement la maladie.

Certains le regrettent, estimant que ces « examens de passage » de la détérioration, consistant à ne prendre en compte que ce qui manque pour ignorer ce qui reste, sont intimidants pour ceux qui les subissent. C'est là peut-être où la forme prise par l'examen importe énormément. Un psychologue de métier doit savoir présenter la chose au malade sans l'intimider ni le faire souffrir de l'éventuelle pauvreté de ses performances. Un test est un moyen d'investigation, au même titre que les autres outils d'exploration médicale. Il se manie avec compétence, prudence et modération.

>> Au cours du traitement, dans de nombreuses institutions et services hospitaliers, des psychologues sont associés au travail de l'équipe soignante, selon des scénarios très variés. Explications de diagnostic, soutien familial, entretiens à visée thérapeutique, organisation et animation du cadre de vie des personnes en institution. Quand on visite les différents lieux de soins de notre pays, on découvre ainsi une multitude d'initiatives originales, donnant aux malades des possibilités non pas seulement de « s'occuper », mais de s'exprimer et de communiquer. Nous y reviendrons.

Le psychothérapeute

Littéralement, un psychothérapeute est quelqu'un qui « prend soin de l'esprit ».

Juridiquement n'importe qui peut s'intituler psychothérapeute et proposer des consultations payantes.

À ceci près qu'en cas de plainte du client ou de sa famille, l'absence de diplôme ou de formation peut se retourner, avec force parfois, contre l'apprenti sorcier. On ne « bricole » pas impunément avec les maux de l'âme. S'il n'est pas indispensable d'être médecin pour faire de la psychothérapie, il est nécessaire d'avoir été informé et responsabilisé des conséquences de ce qu'on peut dire à quelqu'un qui demande de l'aide. Des exemples de « suicides sous influence » l'ont prouvé.

Il existe des dizaines d'écoles de psychothérapie. Pas une année ne passe sans qu'une nouvelle « xy »-thérapie ne voie le jour. Telle technique semblera mieux correspondre à telle personnalité ou tel besoin. On peut penser toutefois que l'efficacité tient souvent davantage à la qualité humaine du thérapeute qu'à sa méthode. C'est particulièrement le cas pour les malades d'Alzheimer. Face à une pensée vacillante, ce qui compte, c'est d'être suffisamment attentif et bienveillant pour instaurer un climat affectif propice à la stimulation mentale.

Il peut également être profitable pour l'entourage d'un alzheimérien, souvent très ébranlé par l'épreuve, de bénéficier d'un soutien psychothérapique, soit sous forme individuelle, soit sous forme de thérapies de couple, de famille ou de groupe. L'important est d'avoir affaire à un praticien expérimenté dans ce domaine, aussi est-il déconseillé de faire les pages jaunes de l'annuaire. Mieux vaut s'adresser à une personne recommandée par le médecin ou le service de gériatrie traitant. La plupart ont un correspondant avec qui ils sont habitués à travailler.

La médecine aiguë

Enfin il arrive que par accident — chute, maladie infectieuse, opération ou autre —, une personne âgée passe aux urgences et se retrouve dans un service de médecine aiguë. C'est toujours un choc de changer ainsi de milieu et atterrir dans une ambiance hospitalière. Le choc est d'autant plus fort qu'on est âgé, fragilisé, un peu abruti par les médicaments, et peut se traduire par un « syndrome confusionnel » : trouble de la vigilance, illusions, hallucinations, incohérence, s'accompagnant souvent de troubles cognitifs évoquant la démence.

Il y a alors urgence car certains déficits laissent des traces ineffaçables s'ils ne sont pas soulagés à temps. La mauvaise réaction consisterait à diagnostiquer un Alzheimer et « démentifier » le malade en l'envoyant déambuler en chemise de nuit toute la journée au milieu d'autres déments.

Une équipe avertie s'efforce au contraire de tranquilliser la personne par tous les moyens à disposition (entretiens avec un psychologue, sédatifs légers) afin de la ramener à son état avant hospitalisation. On est surpris des rétablissements spectaculaires qui peuvent s'opérer.

On retiendra le conseil suivant : *après soixante ans, le choix d'un service hospitalier doit se faire aussi bien sur des critères de compétence technique pour le problème considéré que de compétence gériatrique*[5]. Il est évidemment très difficile de se forger une opinion depuis l'extérieur, aussi faut-il se renseigner auprès du médecin traitant, interroger le médecin-chef ou la surveillante, s'assurer qu'il y a un service de gériatrie dans l'établissement et prendre contact avec le gériatre. Un service où il faut se battre pour obtenir de l'information est certainement un mauvais service.

Dans certains endroits, on hospitalise le malade et le conjoint si nécessaire pour éviter le choc supplémentaire dû à une séparation.

Le rôle du médecin traitant[6]

« Parmi les moyens d'aide à un parent de malade d'Alzheimer à domicile, il en est un si évident qu'on n'y pense pas toujours. C'est le médecin de famille ou de quartier. Je suis pour ma part très reconnaissante à celui qui — en plus de l'éminent professeur qui avait établi le traitement et à qui je conduisais mon malade régulièrement — venait à jour fixe, une fois par semaine, toujours vers dix heures du matin malgré l'éventualité d'urgences. Pour lui, un malade d'Alzheimer était aussi une priorité et non un patient que l'on va voir quand on peut, après avoir visité ceux pour qui il y a encore quelque chose à faire.

Le jour du médecin était un repère dans la vie de mon mari : il faisait, tant qu'il l'a pu, sa toilette ou me laissait la faire, puis se recouchait en me rappelant de placer une chaise auprès de son lit. Le médecin entrait, ne parlait jamais de lui en sa présence à la troisième personne, mais lui disait : "Bonjour, monsieur, comment allez-vous ce matin ?" en lui serrant la main et s'asseyait. Mon mari lui répondait en souriant, lui désignait une

---

5. Rappelons-nous le témoignage de Lucie Robin (page 43) : « Ma mère avait une cicatrice superbe, mais n'était plus en état de parler… »
6. Témoignage France Alzheimer.

dent qui lui faisait mal, ou la tête, ou une jambe. Le médecin l'auscultait longuement, le rassurait, lui disait qu'il allait lui donner le médicament qui le soulagerait. Après tout, on peut avoir la maladie d'Alzheimer et mal aux dents...
Médecins de famille et de quartier, un malade d'Alzheimer est un être qui a besoin de sentir qu'il existe encore pour les autres dans sa dignité et son droit aux soins... »

Les médicaments

Le « traitement » susceptible de guérir la maladie d'Alzheimer, nous le savons, n'existe pas pour le moment. On peut certes espérer, vu l'effort consacré à la recherche dans ce domaine par de nombreux pays, aboutir dans un avenir proche à la découverte d'une molécule susceptible de soulager certains aspects du quotidien des malades, mais ne rêvons pas d'un produit miracle. Des précédents nous ont enseigné la prudence. Pour des affections au long cours comme celle-là, on ne peut véritablement circonscrire l'effet d'un médicament qu'au bout de plusieurs années.

L'espoir doit donc rester un espoir patient.

L'aventure de la recherche mérite certes d'être poursuivie, mais ne doit évidemment pas empêcher la recherche du mieux-être des malades, de l'apaisement des familles, ici et maintenant. Car des traitements existent, d'ordres variés, dont les effets peuvent se montrer plus spectaculaires qu'on ne l'imagine.

Rendre à un « vieillard grabataire » une partie de son autonomie, remobiliser les capacités restant chez une personne qu'on croyait perdue, améliorer le sommeil, réduire l'incontinence, faire retrouver, ne serait-ce que quelques minutes par jour, l'usage de la parole ou le plaisir de communiquer, voilà des « traitements miracles » pratiqués quotidiennement avec succès par des médecins, infirmiers, psychologues, thérapeutes de tous horizons et toutes obédiences, refusant de capituler. Une simple question de parti pris. « C'est une médecine où il est pour l'instant plus important d'être bon que d'être génial », observe justement Gérard Le Gouès[1].

NB : Nous ne présentons dans ce chapitre que les médicaments effectivement disponibles sur le marché, et donc susceptibles d'être prescrits par des médecins de ville à leurs malades. Nous renvoyons à la fin du chapitre « Les voies de la recherche » pour la présentation des traitements de demain, la plupart en cours d'expérimentation *in vivo,* soit sur l'animal, soit dans certains services hospitaliers dans un cadre strict de recherche.

Les médicaments du cerveau

Cela fait des siècles que l'homme utilise des substances susceptibles de modifier son humeur : alcool, tabac, café, opium, mais quelques décennies seulement qu'il sait fabriquer de véritables médicaments agissant sur l'humeur et la pensée, appelés « psychotropes ».

Leur découverte ne résulte pas de quelque glorieuse stratégie de recherche expliquant la biologie des maux de l'âme, mais, selon Édouard Zarifian[2], psychiatre, « du hasard, de la chance », et du sens de l'observation de quelques cliniciens de l'après-guerre. Oui, on a, au sens propre, « trouvé » les antidépresseurs, « trouvé » les tranquillisants, « trouvé » les antipsychotiques, et l'on ne sait toujours pas pour autant ce qu'est la dépression, ce qu'est l'anxiété, ce qu'est la psychose.

Un antidépresseur n'est pas, comme son nom semble l'indiquer, une substance s'attaquant à « la dépression », mais une molécule dont les effets observés sont de soulager certaines manifestations de la dépres-

---

1. *Le Moi déformé,* Psychologie médicale, 1989, 21,8 : 1035-1038.
2. *Les Jardiniers de la folie,* Odile Jacob, 1989.

sion. Une médication contre l'insomnie ne résout rien des causes de l'insomnie. Elle fait dormir, et c'est déjà bien.

De nombreux symptômes de la maladie d'Alzheimer, et des démences associées ou voisines, sont susceptibles d'être soulagés par les psychotropes, mais nous avons affaire à une arme à double tranchant : mal prescrites, mal dosées, suraccumulées, ces substances sont capables de l'effet inverse : accroître la confusion du malade, voire fabriquer de la démence là où il n'y en a pas. Passé soixante ans, l'organisme ne métabolise plus ce qu'il ingère de la même façon. L'excrétion rénale est plus lente, la durée de vie d'un produit est plus longue. L'état d'hydratation est fluctuant, d'où d'importantes différences de concentration selon l'heure. Les effets dits « secondaires », peu notables habituellement, peuvent s'avérer sévères du fait de l'augmentation de sensibilité de certains récepteurs cérébraux. Les précautions en cas d'insuffisance cardiaque, hépatique ou rénale, tournent à la franche contre-indication.

Des médicaments pour les malades d'Alzheimer d'accord, mais prescrits avec savoir-faire, dosés avec prudence, et accompagnés d'une surveillance clinique rapprochée.

Des produits en petit nombre

Les spécialistes en pharmacologie estiment qu'une ordonnance de plus de deux ou trois lignes n'a guère de sens. Aussi le praticien fait-il le choix, parmi tous les symptômes dont se plaint le malade ou l'entourage, de « gommer » les plus gênants. Il n'est d'ailleurs pas toujours facile de tenir compte des avis des uns et des autres. Passons sur ces institutions où l'on drogue en permanence les malades pour empêcher qu'ils ne fuguent, mais dans les familles mêmes, la demande est parfois brutale : « Faites qu'il cesse de remuer toute la nuit, docteur ! » ou « Par pitié donnez-lui quelque chose pour qu'il arrête ses obscénités... » Ce rôle d'intermédiaire entre l'intérêt du malade et les exigences de ses proches est évidemment très délicat pour le médecin. Une libre conversation (en présence du malade naturellement) sera bienvenue pour la mise au point du traitement.

LA POSOLOGIE

La notion de « seuil », au-dessous duquel un médicament ne fait pas d'effet, au-dessus duquel il en fait trop est capitale. La détermination de la bonne dose en fonction de l'âge et du poids de la personne est minutieuse et empirique. La tendance sera toujours au « moins » plutôt qu'au « plus ». Il y a même des cas où le seuil n'existe pas : tel tranquillisant semble n'avoir aucune action à un demi-comprimé par jour, mais assomme le malade si l'on monte à un. La seule solution pour le praticien consiste alors à changer de molécule. Voir un médecin ainsi tâtonner de consultation en consultation n'est donc pas, comme on pourrait le penser, marque d'hésitation, mais gage plutôt de son habitude des personnes âgées[3]. Cette mise au point attentive n'est évidemment possible qu'au prix d'une observation suivie, et d'une certaine possibilité d'échange verbal entre le malade et son soignant. C'est donc dans les premières années de la maladie qu'une chimiothérapie de qualité peut être pratiquée. Au-delà, l'approche médicamenteuse devient évidemment beaucoup plus approximative.

Un dernier aspect n'est d'ailleurs pas à négliger : qui, dans la vie de tous les jours, peut garantir que le ou les bons médicaments sont pris régulièrement ?

Le malade lui-même ? Mais s'il se trompe, s'il oublie, prend deux fois les doses, il peut s'intoxiquer gravement. Il est inutile voire dangéreux de prescrire sans s'assurer du suivi de la prescription.

L'entourage ? Mais c'est une lourde charge, et certains malades n'accusent-ils pas leur conjoint ou leur enfant de les « droguer » ?

Ainsi il peut y avoir indication thérapeutique, mais impossibilité pratique : certains protocoles de traitement sont de fait réservés aux malades bénéficiant d'un encadrement institutionnel. On le voit, il est

---

3. On sait que dans les essais cliniques présidant à la mise au point, puis à la mise sur le marché d'une formule pharmaceutique, les personnes âgées sont toujours très fortement sous-représentées, alors qu'elles en constituent bien souvent les principaux consommateurs. Voir *La Recherche*, n° spécial, n° 10, p. 50 : « Le paradoxe des essais cliniques ».

pour le praticien des attitudes à trouver qui ne relèvent pas d'un traité de médecine, mais du bon sens et de la juste perception de ce qui est possible et de ce qui ne l'est pas...

À RETENIR

On peut résumer par cinq précautions simples la prescription médicale aux personnes âgées :

• utiliser a priori *des posologies réduites de moitié par rapport à celles du sujet adulte ;*

• n'augmenter les doses que progressivement ;

• attendre deux fois plus longtemps pour juger de l'efficacité d'un traitement ;

• ne pas commencer simultanément l'administration de deux médicaments si l'on soupçonne une possibilité d'interaction.

• s'assurer des conditions dans lesquelles la prescription sera appliquée.

Les molécules utilisées dans le traitement des malades d'Alzheimer se répartissent en quelques grandes catégories.

Les traitements spécifiques

Il n'existe qu'une gamme de médicaments disponibles en médecine de ville et considérés comme spécifiques de la maladie, ce sont les « anticholinestérasiques ». Les autres n'ont pas encore bénéficié de la nécessaire « AMM » (autorisation de mise sur le marché), soit parce que la soumission à la procédure est trop récente, soit parce que la procédure elle-même n'a pas abouti pour cause de manque d'efficacité ou de dangerosité de la molécule (voir dans le chapitre « Les voies de la recherche »).

L'action des anticholinestérasiques est symptomatique, c'est-à-dire qu'ils ne guérissent pas la maladie, mais s'attaquent à l'une des causes de dégradation des performances cognitives : la carence en acétylcholine. On ne fournit pas un supplément de cette substance au malade, mais on inhibe l'enzyme qui bloque pathologiquement sa sécrétion. Le premier produit de ce type, la « tacrine », avait l'inconvénient d'être fortement toxique pour le foie. Il a été remplacé par d'autres molécules moins nocives, qui sont disponibles dans le commerce et dont les plus répandues sont proposées dans les spécialités suivantes : Réminyl™, Aricept™, Exelon™, Mémantine™. Elles ne peuvent être prescrites que par un spécialiste (neurologue, psychiatre, gériatre hospitalier). Leur efficacité a été démontrée, même si celle-ci varie selon le profil du patient et surtout selon le stade d'évolution de sa maladie. Elles améliorent ses fonctions cognitives et semblent avoir un retentissement bénéfique sur sa vie quotidienne, à la satisfaction des proches. Bien sûr, on rêverait d'un retour en arrière spectaculaire mais ce n'est que rarement le cas. Toutefois le bénéfice est suffisant pour qu'on observe une recrudescence des symptômes lorsqu'on est amené à interrompre le traitement, pour une raison ou pour une autre.

Les tranquillisants et les somnifères

LES TRANQUILLISANTS

Un tranquillisant (ou anxiolytique) est une substance prescrite pour soulager une sensation d'angoisse immotivée. Il serait stupide de prendre un tranquillisant avant de passer son baccalauréat ou son permis de conduire. L'angoisse physiologique [4] ayant raison précise est nécessaire ; elle éveille la vigilance et stimule l'attention. C'est quand elle est immotivée qu'elle devient pathologique, tirant par exemple l'individu hors de son sommeil au petit matin pour ne plus lui laisser de repos jusqu'à la nuit suivante.

Nombreux sont les produits susceptibles de chasser les effets pénibles de l'anxiété. Notre pays a même un triste record dans ce domaine : il est le premier consommateur par tête d'habitant. Sommes-

---

4. Voir *L'Anxiété*, Albert et Chneiweiss, Odile Jacob, 2003.

nous plus angoissés que les Allemands ou les Américains ? Sans doute pas, mais la prescription de tranquillisants est devenue une sorte de réflexe pour de nombreux généralistes devant une plainte diffuse de leur patient, réflexe d'autant plus facile que ces produits déclenchent assez peu d'effets secondaires indésirables… chez le sujet jeune.

Chez la personne âgée en revanche, le groupe le plus important d'anxiolytiques, les benzodiazépines, présente deux risques importants : crises d'amnésie ; baisse brutale de vigilance génératrice de chutes, traumatismes crâniens, etc. On estime que les benzodiazépines sont les premières causes de fractures du col du fémur dans notre pays. Ces dangers sont évidemment d'autant plus redoutables que la personne souffre déjà des troubles fonctionnels.

Les somnifères

Un somnifère (ou hypnotique) a des vertus proches du tranquillisant mais plus ciblées sur l'insomnie.

À une personne se plaignant de difficultés de sommeil, on peut prescrire l'un ou l'autre : un anxiolytique le matin pour apaiser les inquiétudes de la journée et préparer à un repos nocturne bien mérité ; un somnifère au coucher pour sombrer sans états d'âme dans les bras de Morphée.

Ce dernier choix paraît idéal pour calmer l'agitation nocturne d'un alzheimérien — certaines institutions ne s'en privent d'ailleurs pas —, *à ceci près que la contre-indication est très franche :* les somnifères ont des effets secondaires « confusiogènes ». Autrement dit, ils accélèrent la démentification du malade, *au point même de fabriquer,* ce n'est pas rare, *de faux déments.* Entre les deux, les gériatres expérimentés choisissent donc le tranquillisant.

Les antidépresseurs

Efficaces pour réguler l'humeur et combattre les symptômes de tristesse, mélancolie, envies suicidaires, perte d'appétit, certains sont plutôt sédatifs et combattent l'anxiété fréquemment associée à la dépression, ce sont les « tricycliques » ; ils sont contre-indiqués aux alzheimériens et aux personnes ayant des déficits cognitifs car leurs effets « anticholinergiques » aggravent les problèmes de mémoire. D'autres comme les « IMAO » ou les IRS (« inhibiteurs de la recapture de la sérotonine ») sont au contraire stimulants, donc plutôt indiqués dans les cas qui nous préoccupent, mais s'accompagnent d'effets secondaires parfois rédhibitoires : augmentation de tension pour les IMAO pouvant provoquer des accidents vasculaires, difficultés digestives pour les IRS. Ce sont tout de même ces derniers (Prozac®, Floxyfral®, Seropram®, Doroxat®, Zoloft®, par exemple) qui semblent les mieux adaptés, à condition de prendre garde à d'éventuelles contre-indications hépatiques ou rénales.

Les antidépresseurs peuvent aussi s'utiliser comme « traitement d'épreuve » afin de différencier la pseudo-démence, due à un état dépressif et sur quoi les médicaments agissent, de la démence vraie, insensible au traitement. Cette méthode est employée par un praticien qui penche déjà, à l'examen clinique, pour la dépression, a les moyens de suivre le malade et pourrait détecter une éventuelle aggravation due aux médicaments.

Citons également certains traitements « physiologiques » aux apparences barbares comme les électrochocs[5], l'exposition à la lumière vive, la privation de sommeil. De nombreux médecins les préfèrent aux antidépresseurs car ils sont efficaces dans certaines situations et ne s'accompagnent pas d'effets secondaires. Nous évoquerons au chapitre prochain les traitements psychologiques de la dépression.

Les neuroleptiques

C'est un groupe assez homogène de médicaments, donnant des résultats spectaculaires sur la schizophrénie et certaines psychoses. Ils semblent agir essentiellement contre les délires et hallucinations. Même chez le sujet jeune, la posologie est extrêmement pointue : on bascule de

---

5. On dit aujourd'hui : « sismothérapie ».

l'hyperactivité à la léthargie à quelques gouttes près. La maladie d'Alzheimer n'est pas une psychose à proprement parler, mais certains malades ont des délires de persécution ou des états d'angoisse hallucinée qu'un neuroleptique peut soulager. De plus quelques neuroleptiques « doux » ont une action sédative peut-être moins forte, mais plus claire que celle des tranquillisants, sans les indésirables effets confusiogènes signalés (exemples : Melleril®, Théralène®, Nozinan®). Toutefois, des enquêtes récentes ont montré que les neuroleptiques, toutes molécules confondues, sont excessivement prescrits dans les maisons de retraite, sans véritable surveillance psychiatrique : les trois quarts des prescriptions paraissent inappropriées, et ce d'autant plus que les effets bénéfiques des neuroleptiques sur les malades d'Alzheimer sont de plus en plus controversés, et leurs effets secondaires, de type parkinsonien, dénoncés.

La raison de cet engouement pour les neuroleptiques en milieu institutionnel est claire : le placement intervient généralement lorsqu'un malade se met à manifester des troubles de comportement, les troubles cognitifs étant beaucoup mieux supportés, et la molécule a un effet de « camisole chimique ». C'est ainsi que plus de la moitié des résidents en maison de retraite suivent un traitement antipsychotique — neuroleptique dans un cas sur deux.

Aux États-Unis, un neuroleptique ne peut désormais être prescrit que dans le cas d'une maladie psychiatrique dûment attestée, ou chez un sujet présentant un danger manifeste pour lui-même ou autrui. L'anxiété, le manque de sociabilité, l'insomnie, la déambulation, l'agitation non dangereuse, les troubles de mémoire, ne peuvent faire l'objet d'un traitement par neuroleptiques.

Les autres substances

Oxygénateurs, vasodilatateurs, nootropes[6], activateurs métaboliques, les produits ne manquent pas censés améliorer les troubles

---

6. Du grec *noos* l'esprit et *trepein* tourner.

cérébraux des personnes âgées. Il faut dire qu'on a affaire à un marché considérable…

Un certain nombre de ces molécules ont pu donner quelques résultats sur l'animal, mais ça ne signifie pas grand-chose : les essais sont opérés en situation aiguë alors qu'on s'intéresse à des problèmes chroniques, sur des sujets dont les capacités intellectuelles ne sont pas comparables.

D'autres fondent leur promotion sur une éventuelle action dans les mécanismes des troubles démentiels : ainsi les oxygénateurs sont supposés améliorer la captation de l'oxygène par le cerveau, déficitaire chez le malade d'Alzheimer. Mais rien n'a été prouvé, ni quant au caractère cause ou effet des déficiences, ni quant à l'efficacité des substances, seulement avérée sur des modèles cellulaires en laboratoire. Pour avoir un avis fondé, il faudrait suivre en routine des groupes de malades à la caméra à positons, ce qui à 10 000 € l'examen, exigerait des moyens énormes.

On ne peut donc rien affirmer sur ces produits de vocation et de composition chimique extrêmement diverses, sinon que lorsqu'ils ont une action positive, c'est vraisemblablement par leur aspect stimulant. Au point que de nombreux laboratoires, on l'a dit, travaillent sur des molécules possédant des vertus comparables à celles des amphétamines sans leurs effets secondaires de dépendance. On peut citer ainsi des travaux sur la caféine et sur la nicotine, qu'il serait possible de conditionner sous une forme permettant d'éviter les effets secondaires associés à leur mode de consommation habituel.

Les anti-hypertenseurs

L'hypertension est responsable de démences vasculaires, et de l'aggravation de certaines maladies d'Alzheimer. C'est une affection fréquente après la cinquantaine. Des produits efficaces existent pour la combattre. Les plus simples et les moins chers sont les diurétiques qui font baisser la pression sanguine en diminuant le volume liquide. Il existe de nombreuses autres substances qui interviennent à différents stades du mécanisme très complexe de la régulation de la pression artérielle : bêtabloquants, inhibiteurs de différentes enzymes ou protéines impliquées dans la vasodilatation. Les indications dépendent du sujet, des causes de l'hypertension et des réactions au traitement. On cherche à maintenir la tension au-dessous des chiffres de 14/9[7].

Signalons l'efficacité de l'aspirine, non contre l'hypertension, mais contre une de ses conséquences les plus fâcheuses : l'infarctus. On sait que c'est l'accumulation de mini-infarctus cérébraux, observables ou non, qui engendre la démence vasculaire, et que ces accidents sont dus à l'arrivée dans le cerveau de petits agrégats de plaquettes sanguines. L'aspirine, par son effet anticoagulant, évite ces formations. On estime actuellement qu'une dose de 250 mg par jour (un demi-comprimé) suffit à réduire nettement le risque sans provoquer d'effets indésirables notables.

Il faut noter que tous les produits cités dans ce paragraphe ne peuvent « remonter le temps » et réparer des accidents passés. C'est le malade lui-même qui dans certains cas arrive à compenser une partie de ses déficits grâce à de la rééducation physique ou mentale. En revanche ils aident à prévenir d'éventuelles aggravations. On conseille aux personnes de plus de cinquante ans de se faire surveiller sérieusement sur ces questions, et ne pas badiner avec les traitements et précautions éventuelles.

L'homéopathie

L'homéopathie mérite une mention à part, d'abord parce qu'elle possède de nombreux adeptes, de plus parce que les homéopathes sont des praticiens généralement très minutieux dans l'observation des symptômes de leurs malades.

Rappelons que l'homéopathie consiste à stimuler l'organisme du malade grâce à des produits hautement dilués, susceptibles, à plus

---

7. Le chiffre haut correspond à la pression au moment de la contraction cardiaque, le chiffre bas à celui du relâchement.

forte concentration, de provoquer des symptômes semblables à ceux que l'on combat. L'homéopathie n'est pas une spécialité, même si certains médicaments sont remboursés (de moins en moins) par la Sécurité sociale. On ne peut être homéopathe si l'on n'est pas médecin, la formation homéopathique devant s'ajouter aux études conventionnelles, par le biais de diverses écoles ou associations, revendiquant différentes interprétations de la théorie fondatrice.

Une petite enquête menée dans les milieux de l'homéopathie nous permet de faire les observations suivantes :

>> La plupart des homéopathes ne pensent pas que leur discipline offre de réponse valable à la maladie d'Alzheimer. Certains affirment toutefois qu'elle aide à la prévenir. Aucune étude rigoureuse n'a cependant été publiée sur la question.

>> Aucune molécule de la médecine classique, on le sait, n'est un remède à la maladie d'Alzheimer. Bien plus les accidents « iatrogènes »[8] sont très courants. Les remèdes homéopathiques, que l'on reconnaisse ou non leur efficacité, ne présentent pas d'effets secondaires et rassurent le malade. Cela fait réfléchir quand on sait que de nombreux généralistes prescrivent des tranquillisants dans ce seul but.

---

8. C'est-à-dire dus à un effet indésirable du traitement.

Les soutiens psychiques

Il y a deux manières de voir la maladie d'Alzheimer et la démence sénile :

>> Sous le signe du manque : il suffit de recopier le dictionnaire des synonymes : *atrophie* cérébrale, *pénurie* de neurones, *déficit* de neurotransmetteurs, *trous* de mémoire, *perte* d'orientation, *disparition* du langage, *défaillance* des gestes, *diminution* de la capacité de reconnaître, *détérioration* des relations avec l'entourage. Cet aspect de l'affection est pour ainsi dire mis en équation dans les bilans psychométriques, et se matérialise par une courbe, tendant désespérément vers le niveau zéro de la pensée. À quoi bon faire des efforts dans ces conditions ? On ne va pas inverser la tendance. On se contente d'accompagner le malade vers où il va, avec toute la gentillesse dont on est capable…

>> Sous le signe du reste : certes, selon la métaphore d'Esquirol, le malade d'Alzheimer « s'appauvrit », mais c'est une raison de plus pour l'aider à mobiliser et mieux utiliser les moyens restants. On s'étonne parfois des résultats : paliers de stabilisation de plusieurs mois, ou même remontées, certes provisoires mais spectaculaires.

La démarche psychothérapique

Une psychothérapie est toujours fondée sur une hypothèse de travail à propos des mécanismes psychiques impliqués dans les troubles que l'on désire soulager. Bien sûr cette hypothèse n'est qu'une représentation. Elle varie selon les théories et les écoles, mais permet au praticien de fixer les modalités d'un traitement cohérent et suivi.

L'APPROCHE ANALYTIQUE

On connaît la construction freudienne : la distinction entre le « conscient » et l'« inconscient », puis l'organisation de la personnalité en trois instances : le « ça », ensemble des pulsions, le « surmoi », accumulation des censures réalisées par l'individu en lui-même sous l'effet de son éducation et des relations sociales, le « moi », qui tente de régler les tensions entre les désirs du ça et les interdits du surmoi, parfois avec difficulté.

Le principe de la « psychanalyse » est d'aider l'individu à vivre en bonne intelligence avec ces diverses autorités intérieures. L'analyste ne donne surtout pas d'avis ni de conseils. Il s'efforce d'éveiller l'attention sur ce qui paraît riche de sens dans le discours et le comportement de son client. C'est à l'« analysant » lui-même, tenaillé entre la curiosité de comprendre et la frustration de ne pas obtenir immédiate satisfaction, de tirer parti de l'interprétation du thérapeute pour prendre conscience de ses blocages et assouplir ainsi son fonctionnement mental.

Pour un malade d'Alzheimer, qui réagit à la frustration par la fuite, la « cure-type » psychanalytique n'est pas viable. En revanche un travail à deux avec un psychothérapeute reste envisageable, particulièrement dans les premiers temps de la maladie si le malade souffre de son humeur ou de son comportement. L'entretien est dans ce cas plus convivial, et consiste à établir un climat affectif propice à un réveil de la pensée créative. L'exemple de la bouteille de champagne, cité au premier chapitre (p. 30), montre qu'en cas de réussite, même très isolée, le patient peut en tirer un grand plaisir ; le principe de relancer l'intérêt à son propre fonctionnement mental grâce à des entretiens réguliers peut suffire à remobiliser assez de moyens pour préserver le malade pendant de longs mois de l'enfoncement.

L'APPROCHE SYSTÉMIQUE

Selon cette théorie, une famille n'est pas seulement une réunion d'individus mais un système, qui a ses règles et ses objectifs propres, où chacun a un rôle assigné. Devant une menace de déstabilisation, venant de l'extérieur comme une agression, ou de l'intérieur comme le départ d'un adolescent ou d'un vieillard, une crise se déclare jusqu'à ce que le système retrouve un nouvel état d'équilibre. Dans certains cas de familles « pathologiques », l'équilibre n'est obtenu qu'au prix de la santé mentale de l'un de ses membres, véritable « malade désigné ». C'est ainsi que la schizophrénie d'un adolescent s'interprète comme une forme de survie dans une famille aux communications perturbées, refusant l'éclatement lié à l'émancipation des enfants. De façon analogue les systémiciens décrivent la maladie d'Alzheimer comme le dysfonctionnement d'une famille incapable de s'adapter à son inexorable réduction, dysfonctionnement marqué par une véritable pathologie de la communication entre les différents membres. L'aïeul se retrouve « momifié de son vivant » et n'a d'autre choix que d'évacuer mentalement son personnage. Il n'est plus là, mais sa présence physique reste un rempart devant la mort pour les générations suivantes, et retarde les luttes fratricides…

La thérapie systémicienne consiste à explorer les circuits de la communication familiale pour aider le groupe à se restructurer sur des bases plus claires et plus saines.

L'APPROCHE COMPORTEMENTALISTE

Le principe de base est que l'individu est conditionné dans ses comportements par ce qui l'entoure ; en analysant avec le malade les mécanismes de ces conditionnements et en pratiquant un apprentissage adapté, on peut reconditionner certaines des attitudes pathologiques.

Chacune sa part de vérité

Aucune de ces théories n'est évidemment « prouvée » au sens scientifique. Aussi Freud ne parlait-il pas de « psychologie » mais de « métapsychologie ». Il s'agit de modèles, d'images de la réalité, ne portant pas « la » vérité, mais chacun peut-être sa part de vérité.

Ainsi cette difficulté si fréquemment observée des fils de femmes Alzheimer à s'occuper dans le quotidien de leur mère malade. Est-ce parce que les fils aiment moins leur mère que les filles ? Évidemment pas. L'analyste parlerait du besoin qu'a un homme de se séparer de sa mère pour vivre des relations normales avec les autres femmes. Lorsque les choses ne se passent pas avec suffisamment de souplesse, cette démarche peut tourner au refus pur et simple de tout ce qui pourrait relancer les relations passées, affectives et charnelles, du petit garçon et de sa maman.

Ainsi cette croisière sur le Rhin, organisée pour des malades par l'association « Les Petits Frères des Pauvres ». Au premier jour sept sacs de couches étaient nécessaires pour éponger l'incontinence du groupe. Petit à petit, sous l'effet de l'ambiance plus civile, moins « folle » que dans les couloirs du service des longs séjours, le comportement des malades a évolué, et la consommation est tombée à un demi-sac le dernier jour. L'incontinence n'est donc pas seulement une fatalité mais un comportement qu'il est possible dans une certaine mesure de reconditionner.

Enfin la théorie systémicienne se vérifie quasiment à chaque fois qu'un malade est accompagné chez le médecin : « Dis comment tu t'appelles ? Et moi, comment je m'appelle ? Tu sais où nous sommes ? Vous voyez docteur[1] ! » Face à ce mari ou cette femme, le médecin qui tenterait de suggérer que la défaillance intellectuelle n'est peut-être pas aussi profonde qu'on le croit serait aussitôt perçu comme « l'avocat du patient », et l'accompagnateur de se sentir alors persécuté comme « l'accusateur »...

---

1. Cité par Colas et coll. dans « Démence ou dérèglement d'appartenance à la lignée », *Actualités psychiatriques,* n° 8, 1987.

Le soutien psychique, on le constate, peut donc être assuré par des psychothérapeutes de toute obédience, pourvu qu'ils aient une bonne expérience des malades âgés, un peu de chaleur et de bienveillance. En fait, le scénario commun à tous ceux qui travaillent avec des malades d'Alzheimer est qu'il se passe quelque chose, pendant longtemps et sans doute jusqu'au bout, dans la tête du malade, même si l'on ne sait pas exactement quoi. Il reste en particulier une faculté de percevoir avec pertinence, sinon les mots, du moins les ambiances, les bonnes ou les mauvaises intentions ; devant cela, un travail d'assistance peut s'élaborer, en conjonction avec un éventuel traitement médicamenteux qui n'a rien d'incompatible. Il est même des situations où chimiothérapie légère et psychothérapie chaleureuse font le même effet, comme pour rappeler que la maladie d'Alzheimer est bien à la croisée des chemins entre le somatique et le psychique[2]...

Traitement psychique de la dépression

Certains d'entre nous ont une « nature dépressive », comme d'autres sont diabétiques ou asthmatiques ; il peut leur arriver la malchance supplémentaire d'avoir la maladie d'Alzheimer. Cependant, même sans prédispositions biologiques particulières, une personne touchée a de nombreuses raisons de croiser la dépression sur son chemin.

La première est naturellement la prise de conscience de sa détérioration. Au début surtout, la personne a trop de lucidité pour ne pas comprendre qu'une dernière aventure se prépare, sans heureux rebondissement à attendre, un inéluctable cheminement vers la dépendance et la mort. Si l'on veut noircir le tableau on parlera de naufrage. L'individu est dans la douloureuse situation d'avoir à faire de son vivant le deuil de lui-même. C'est le cas chez toute personne âgée (ce qui explique les fréquentes dépressions du troisième âge), mais pour

---

2. *Mécanismes antidépresseurs du dément,* Le Gouès, Peruchon et Thome, Actes du 5ᵉ congrès de la fédération nationale de gérontologie, Éditions Maloine, Paris, janvier 1989, p. 189-196.

le malade d'Alzheimer les échéances sont plus rapprochées. Une « anesthésie » aux antidépresseurs serait néfaste, car elle court-circuiterait ce douloureux, mais nécessaire travail intérieur.

Il y a également des dépressions réactionnelles, dues à un choc affectif comme la disparition d'un proche, un changement de cadre de vie, le stress d'une hospitalisation, les mauvais traitements.

Face à cet accablant constat, on peut se demander comment tant de malades résistent à l'envie de se supprimer. C'est qu'existent dans notre psychisme, en plus d'une dose de courage devant l'épreuve variable selon les individus, de puissantes capacités de défense : défenses cognitives — le malade « débranche » ses connexions avec la réalité —, affectives — il idéalise ou diabolise certaines personnes —, comportementales — hyperexcitation, déambulation permanente, ou au contraire régression : c'est le fameux « retour en enfance » des malades d'Alzheimer consistant à rechercher un état de fonctionnement moins exigeant pour les facultés mentales.

Le rôle du psychothérapeute est de stimuler, par son attitude mais aussi par des suggestions simples pour la vie de tous les jours, les « bonnes défenses » du patient.

Psychothérapie de l'entourage

« C'est en soignant la famille que je soigne le malade », dit un médecin. « Il faut se garder de ne pas faire deux malades avec un seul », renchérit l'un de ses confrères.

L'Alzheimer fait effectivement des ravages dans les familles. Les couples s'épuisent, les frères et sœurs se déchirent, les enfants et parents s'insupportent. Une démarche systémicienne peut être d'un grand secours. Il existe de nombreuses formules de psychothérapies de couple, de famille ou même de groupe. Il ne s'agit pas, contrairement à ce qu'on croit souvent, de « défendre le malade » et d'en faire la victime de son entourage, mais bien d'aider chacun à se décharger de son poids de culpabilité et de rancœur contre le destin. Tous ceux qui connaissent la maladie savent les souffrances et les difficultés qu'elle entraîne. On n'a jamais l'impression d'en faire assez. On se sent toujours coupable de ce qu'on ne fait pas. Vient un moment où l'on ne sait plus. On est dans « l'œil du cyclone », incapable du moindre recul, du moindre jugement par rapport à ce qu'il est bon, ou mal, de faire. La réaction la plus naturelle consiste alors à se défendre contre le doute en réfutant tout ce qui peut être interprété comme une critique. C'est évidemment le moment de recourir à une aide extérieure objective et bienveillante. Ces problèmes ne sont pas exceptionnels. La plupart des équipes s'occupant de malades d'Alzheimer les connaissent et savent orienter l'entourage vers un professionnel capable.

S'il faut ne retenir qu'un conseil le voici : *quand le fardeau semble trop lourd à porter, n'hésitez pas à consulter une personne faisant métier de l'alléger...*

Les thérapies cognitives

En plus, et généralement en complément des traitements déjà évoqués, de nombreux services hospitaliers proposent différents programmes de rééducation des fonctions cognitives (mémoire, parole), assurés par des psychologues ou des orthophonistes. Ainsi un service parisien réputé propose-t-il un « programme d'activation cérébrale », dont l'originalité est de penser le traitement en terme d'adaptation et non à proprement parler de rééducation. La méthode prend acte de ce que la personne n'est plus tout à fait la même, et qu'il s'agit pour elle de trouver de nouveaux outils cognitifs pour s'adapter aux nouvelles situations qu'elle rencontre.

Traitements paramédicaux

Sociothérapie, ergothérapie, musicothérapie, on peut créer toutes sortes de néologismes donnant une allure médicale à des traitements basés sur le bon sens et la communication, et à ce titre très bénéfiques aux malades d'Alzheimer. Il ne s'agit pas de faire travailler la personne du matin au soir comme une forcenée pour l'occuper. Bien souvent d'ailleurs le malade se détourne de lui-même rapidement de ce qui ne lui paraît qu'un remède contre l'ennui. En revanche il est possible, en s'efforçant d'évaluer les capacités restantes et en jouant sur les goûts de chaque personne (non tous les vieux n'aiment pas Yvette Horner ou *Les Feuilles Mortes !*), d'améliorer grandement sa qualité de vie. Toutes les idées sont permises. Citons le témoignage d'une psychologue musicienne [3].

« Il s'agissait d'une femme âgée qui après une longue période de jargonaphasie [4] avait complètement cessé de parler. Dans ses moments d'agressivité elle secouait violemment les tables et déambulait à travers le service en se frottant vigoureusement les mains l'une contre l'autre. Elle bourdonnait constamment bouche fermée, et n'était interrompue que par le sommeil. Elle avait chanté jadis, disait une de ses amies, et ce témoignage m'incita à tenter une prise en charge en musicothérapie, à raison de deux séances d'une demiheure par semaine. En l'absence de local disponible, je l'accompagnais dans sa déambulation. À la première séance, je guidai ses doigts sur une cithare, et son bourdonnement se modifia pour suivre la musique. Elle se mit à écouter. Je fredonnai quelques airs, sans succès, mais lorsque j'entonnai l'*Air des Larmes*, de Werther, ma voix éveilla chez elle un regard bouleversant, indéchiffrable.

On m'apprit quand j'arrivai pour la deuxième séance que ma malade avait chanté fréquemment l'Heure Exquise, de la *Veuve Joyeuse*, vocalisant sans paroles, dans une tessiture assez aiguë. Je me servis de ce morceau pour reprendre le travail. Elle prit ma main pour caresser son bras, fixa son regard sur moi et prononça quelques mots, d'abord incompréhensibles. Son bourdonnement et l'attitude de repliement sur soi avaient disparu.

De séance en séance, elle se mit à précéder ma voix, jusqu'au jour où je lui dis : "Voulez-vous danser ?

— Ce n'est pas le lieu", répondit-elle, première phrase structurée depuis des mois. Le visage réapprit à sourire derrière son mâchonnement permanent. Les larmes aussi réapparurent. Les stéréotypes s'atténuèrent. La parole re-

---

3. Recueilli par France Alzheimer.
4. Forme d'aphasie se traduisant par un langage incompréhensible.

vint, d'abord pauvre et impersonnelle, puis de plus en plus personnelle : "Je n'y arrive pas. Je n'ai plus de voix." Elle se reconnut dans le miroir et recommença à communiquer avec son entourage. Ces sept mois de musicothérapie furent pour elle une rémission, jusqu'à ce qu'une maladie somatique ne l'immobilise et ne l'emporte vers la mort... »

Troisième partie

La maladie d'Alzheimer au quotidien

La vie quotidienne
à domicile

À ce stade de notre entreprise, nous savons à peu près à quoi nous en tenir sur l'affection qui nous préoccupe. Déficits intellectuels, souvent accompagnés de troubles mentaux, lésions organiques dans certaines régions du cerveau. Subtilités diagnostiques. Aucune certitude, ni sur les causes ni sur la nature de la maladie. Pas de moyen de guérir mais de nombreuses sources d'aides, médicales ou para-médicales, pour soulager ou mieux tolérer certains symptômes. Une vérité toutefois : quelqu'un qui a la maladie d'Alzheimer n'est pas un légume ; il se passe beaucoup de choses dans sa tête, il lui reste d'importantes facultés de perception et de jouissance.

Un choc physique ou psychique, des mauvais traitements accélèrent la progression de la maladie.

Un soutien affectif solide aide à compenser les lacunes et favorise le maintien à domicile.

Cela dit, le quotidien est parfois insupportable pour l'entourage. L'éclatement des structures familiales traditionnelles, l'évolution de l'habitat et plus généralement ce qu'on appelle « la vie moderne » n'ont fait qu'aggraver ce qui était déjà un problème difficile. Un sociologue inspiré pourrait sans doute caractériser notre société comme « démentogène », et désigner la maladie d'Alzheimer comme maladie des temps modernes : car notre sentiment d'autonomie, nous le recherchons essentiellement dans l'usage d'objets technologiques dont l'emploi nécessite des compétences cognitives de plus en plus pointues, et qui donc nous asservissent d'une autre manière : ah ! le mode d'emploi d'un four programmable, ah ! la complexité d'un échangeur autoroutier interurbain ! Comment s'étonner que dans ce monde qui tire sa richesse des produits qu'il fabrique pour un consommateur dans la force de l'âge et la pleine possession de ses moyens, ceux dont l'intelligence s'appauvrit se retrouvent aussitôt marginalisés, et d'autant plus impitoyablement que le sentiment d'individualisme a contribué à dissoudre peu à peu les liens familiaux et sociaux.

Nous n'avons pas l'intention de résoudre les problèmes des familles à leur place. Ni de donner des leçons de tolérance et de gentillesse, ou de fournir un guide pratique de la vie de tous les jours. C'est à chacun, selon sa disponibilité et ses dispositions morales, de trouver ses propres solutions. Le bon sens, l'imagination et l'envie de faire plaisir sont probablement les meilleurs conseillers. L'expérience d'autrui est néanmoins utile dans de nombreux cas en ce qu'elle donne des idées.

Bien que l'évolution logique, technologique des problèmes d'autonomie semble la prise en charge institutionnelle, les trois quarts des familles françaises s'emploient à maintenir leur malade à domicile, soit chez lui grâce à des services de soins, soit chez un membre de la famille. Voici une sorte de compilation de ce que nous ont appris les nombreuses personnes rencontrées ayant fait ce choix. Comme les sujets évoqués sont très variés, nous avons choisi de les présenter sous forme d'un lexique.

Accueillir un malade

La décision de prendre un malade d'Alzheimer chez soi est lourde d'implications. Elle concerne en effet tous les membres de la famille, et représente une sorte d'engagement moral vis-à-vis de la personne de lui assurer durablement un foyer tant que cela reste possible. Une expérience ratée sera vécue très douloureusement par le malade. Si l'on ne se sent pas animé d'un élan protecteur, si l'on a de sérieuses raisons de redouter les réactions du conjoint, si l'appartement ou la maison n'offrent pas la place et le confort suffisants (chambre convenablement isolée phoniquement en cas d'agitation nocturne, cabinet de toilette, etc.), on court à la catastrophe. L'arrivée d'une personne en graves difficultés physiques et psychiques au sein d'une famille est un véritable catalyseur de conflits.

Ces quelques réflexions ne visent pas à décourager les familles, mais bien à souligner que la décision d'accueillir une personne atteinte chez soi ne se prend pas à la légère. Elle est évidemment la meilleure du point de vue du confort psychique du malade à partir du moment où celui-ci se sent bienvenu, pour le meilleur et pour le pire...

Adaptation

Voilà peut-être le maître-mot pour qui soigne un malade d'Alzheimer. Rien n'est plus comme avant, c'est une évidence, aussi ne vous arc-boutez pas sur vos principes. Vous souffrirez de ne pas les voir appliquer. Il souffrira de sentir qu'il n'est pas capable de vous satisfaire. Si le malade ne sait plus utiliser sa fourchette mais se débrouille avec ses doigts, faites des plats qu'on puisse manger avec les doigts.

Si l'habillage pose problème, choisissez des habits faciles à passer.

Ne luttez pas pour des causes perdues et accessoires. L'essentiel est d'arriver à vivre ensemble. Maintenez la communication sur les terrains où elle est encore possible. Toutes les facultés intellectuelles, tous les moyens physiques ne disparaissent pas d'un coup. Votre rôle est d'aider le malade à recenser ce qui lui reste possible, d'inventer des activités, de trouver des occupations autour de ces capacités restantes, en un mot : de ne pas le *débrancher* prématurément de son existence sociale.

Aide à domicile

Avec un soutien familial, l'assistance d'une équipe médicale de gériatrie et les différentes aides sociales offertes par les collectivités locales, une personne seule, malade d'Alzheimer, peut continuer à vivre un certain temps chez elle, parfois beaucoup plus qu'on ne l'imagine. Il existe de nombreuses formules : service de soins à domicile, aide ménagère, auxiliaire de vie, aide sociale, téléalarme. À moins de disposer d'un service d'hospitalisation à domicile (voir ce mot), il n'est pas toujours aisé de coordonner ces interventions, la situation tournant parfois au ridicule : qui doit faire le lit du malade ? l'infirmière chargée de soigner les escarres ou la femme de ménage ? Dans chaque mairie, le « centre communal d'action sociale » (anciennement bureau d'aide sociale) renseigne sur les possibilités existant dans la commune. Des assistances complémentaires sont proposées par des associations.

Alimentation

L'alimentation d'une personne âgée est à surveiller avec attention, car l'organisme, en vieillissant, réagit de plus en plus mal aux carences ou aux excès. Beaucoup de préjugés, résumés par de petites phrases comme « les œufs sont indigestes » ou « le sel fait durcir les artères », ne sont d'ailleurs pas pour arranger les choses, qui tournent vite à la catastrophe : fonte musculaire en début de maladie, au moment où la vigilance de l'entourage se porte plutôt sur les troubles de la connaissance ; chutes, fractures, carences vitaminiques, escarres, altération du système immunitaire, infections, etc.

Une alimentation variée et équilibrée, incluant tous les types de nutriments (sauf régime particulier) est absolument nécessaire ainsi qu'un bilan nutritionnel régulier.

Si le malade vit seul à domicile, faites ses courses ou faites-les faire par l'aide ménagère, et préparez-lui des menus.

Si vous lui rendez visite, choisissez l'heure du repas. En partageant son déjeuner ou son dîner vous le motiverez et serez sûr qu'il mange.

Si vous n'êtes pas là passez un coup de fil à l'heure du repas pour qu'il n'oublie pas de manger.

S'il vit avec vous, respectez des horaires réguliers, choisissez des plats qui ne le dérouteront pas, un à la fois, dans un service adapté (assiettes creuses ou bols), et mangez dans le calme.

S'il n'arrive plus à manger mais peut grignoter, préparez des petits cubes d'aliments variés : fromages, légumes, etc.

Surveillez avec une attention particulière sa dentition (voir ce mot)…

Aménagements

Il ne s'agit pas de transformer l'appartement en cellule capitonnée, mais quelques précautions de bon sens s'imposent dans un domicile où vit un malade d'Alzheimer.

Rangez en lieu sûr allumettes et briquets. Supprimez la cuisinière à gaz. Assurez-vous qu'aucun accident ne peut arriver par suite d'une erreur de manipulation d'un chauffe-eau.

Réaménagez la salle de bains (voir Chutes).

Faites un tour dans un rayon d'accessoires pour handicapés (magasin spécialisé ou grand magasin), vous y trouverez des idées.

D'autres mesures conviennent selon la personnalité du malade. Un monsieur, ancien médecin, passait son temps à essayer de sauter par la fenêtre. Sa femme fut obligée de protéger les systèmes d'ouverture. De nombreux dispositifs prévus pour éviter les accidents domestiques d'enfants peuvent être utiles.

APA

Depuis le 1er janvier 2002, l'allocation personnalisée d'autonomie (APA) est venue remplacer la prestation spécifique dépendance (PSD). Financée conjointement par le département, par l'État et par l'assurance maladie, elle connaît un vif succès depuis sa création car contrairement à la précédente, elle n'est pas récupérable sur la succession du bénéficiaire et peut être demandée indépendamment des ressources par tout résident français de plus de soixante ans (même si son montant est modulé en fonction de celles-ci). En bénéficie celle ou celui « qui se trouve dans l'incapacité d'assumer les conséquences du manque ou de la perte d'autonomie permettant une prise en charge adaptée à ses besoins. Cette allocation, définie dans des conditions identiques sur l'ensemble du territoire national, est destinée aux personnes qui, nonobstant les soins qu'elles sont susceptibles de recevoir, ont besoin d'une aide pour l'accomplissement des actes essentiels de la vie ou dont l'état nécessite une surveillance régulière. » (Loi 2001-647 du 20/07/2001).

À domicile, l'allocation permet de financer les nombreux services palliant la perte d'autonomie (aide ménagère, téléalarme, matériel pour incontinence, etc.). Un contrôle est exercé pour vérifier l'effectivité de l'aide (factures…). Le dossier de demande peut être retiré en différents lieux, notamment auprès d'un centre communal d'action sociale, d'un service d'aide à domicile agréé, des services du Conseil général ou d'un « CLIC » (centre local d'information et de coordination). Le degré de perte d'autonomie est évalué par une équipe médicale au moyen de la grille AGGIR (voir le chapitre « Guide des démarches administratives »).

Associations

Il existe de nombreuses associations départementales de familles de malades, la plupart rattachées à la très dynamique association nationale France Alzheimer[1]. Toutes effectuent un travail considérable : information, conférences, fourniture d'adresses et de conseils pratiques, achats groupés, rencontres entre personnes connaissant des problèmes analogues. France Alzheimer apporte en outre un soutien actif à la recherche, publie une lettre mensuelle de qualité, ainsi que des

---

1. *Association France Alzheimer et troubles apparentés,* 21, boulevard Montmartre, F-75002 Paris. Tél. : 01 42 97 52 41 (Fax : 01 42 96 04 70).

fiches pratiques régulièrement remises à jour sur les différentes démarches administratives (aide sociale, allocations diverses, etc.).

Un large éventail d'associations se donnant pour tâche d'aider les personnes âgées ou ceux qui s'en occupent dans la vie quotidienne sont également d'un grand secours : gardes, soins à domicile, hébergement temporaire, familles d'accueil. Citons la Fondation de France [2], dont une section est très active dans ce domaine, et la Fondation nationale de gérontologie [3]. Les services sociaux des départements sont généralement en mesure de fournir les adresses (écrire ou téléphoner au Conseil général).

Chutes

On se casse plus le col du fémur en restant chez soi après soixante ans qu'en faisant du ski ou du deltaplane pendant toute sa vie active ! Les chutes sont vraiment le problème numéro un du grand âge, d'autant plus fréquentes et redoutables chez les malades d'Alzheimer qu'on a affaire à des personnes à l'équilibre fragile, contrôlant parfois difficilement leurs mouvements, tombant mal, susceptibles d'aggraver ainsi très sérieusement leur état. Un des principaux lieux de chute est la salle de bains. Il convient de procéder à quelques aménagements : revêtement antidérapant, échancrure d'accès de baignoire, barres de soutien, etc. Méfiez-vous aussi des tapis et des irrégularités de sol.

Certains médicaments provoquent des pertes d'équilibre. Consultez le médecin si vous percevez une soudaine maladresse dans la démarche, consécutive à un changement de traitement... Un test d'équilibre facile à pratiquer est de demander à la personne de se tenir sur une jambe. Si elle y parvient au moins pendant cinq secondes, même au

---

2. Fondation de France, 40, avenue Hoche, F-75008 Paris. Tél : 01 44 21 31 00. Site : www.fdf.fr.
3. Fondation nationale de gérontologie, 49, rue Mirabeau, F-75016 Paris. Tél. : 01 55 74 67 00. Site : www.fng.fr.

prix de contorsions, c'est qu'elle a conservé un sens suffisant de l'équilibre.

Apprenez au malade à demander et chercher votre bras. C'est mieux que le soutenir automatiquement dès qu'il veut marcher.

Réaménagez la cuisine de façon attrayante, avec en évidence des aliments faciles à consommer et de bonne qualité nutritive : fruits (secs ou frais), biscuits, eau minérale, jus de fruits. Attention aux dangers ménagers : plaques électriques, boutons du gaz, etc. Il faut prévoir des verrouillages de sécurité pour tout.

En cas de chute, ne poussez pas de grands cris, n'ayez pas l'air affolé. La personne a certainement eu peur, inutile d'augmenter son stress. Asseyez-vous tranquillement par terre à côté d'elle, vérifiez qu'elle n'a rien de cassé et aidez-la à se relever...

Cigarettes

Empêcher un malade d'Alzheimer de fumer pour raison de santé est absurde. Voilà au moins une source de plaisir restant, et certaines études tendraient à prouver que la nicotine (en injections ou même sous forme de chewing-gum !) est susceptible de stimuler les performances cognitives de certains malades. Malheureusement la personne peut fort bien allumer une cigarette et l'oublier dans la minute qui suit. Il n'est pas raisonnable de compter sur la chance, aussi est-il préférable de ne pas laisser fumer le malade seul. « L'heure de la cigarette » (par exemple après les repas) peut ainsi devenir prétexte à un moment de tranquillité passé ensemble sur le canapé du salon...

Communiquer

Les mots sont bien utiles, mais quand ils manquent, il faut se débrouiller sans. On est surpris de l'habileté de certains à communiquer par gestes, en pointant du doigt les objets. Le tout est d'y être disposé, et de considérer cela comme un jeu de communication. De même qu'on a plaisir à discuter, on peut apprendre le plaisir d'un échange par signes. Les possibilités de messages sont illimitées, surtout dans l'affectif. Les malades d'Alzheimer sont capables pendant très longtemps de comprendre la signification d'un baiser, d'une caresse, d'une main sur l'épaule. Il faut savoir se débarrasser d'une certaine pudeur des gestes...

Conduite automobile

Dans notre société, l'automobile s'est constituée en symbole de liberté et prend parfois valeur de fétiche. Le fait de conduire, de conduire vite et adroitement, a longtemps été considéré comme l'attribut viril par excellence du père de famille. Même de nos jours où la société se féminise, la capacité de conduire reste dans l'imaginaire de chacun un gage de puissance et d'autonomie. Mais cette évolution a sa contrepartie : plus nous chargeons l'automobile de nous donner le frisson de la liberté et plus notre vie quotidienne s'organise dans la dépendance de l'automobile, plus nous devenons invalides quand d'aventure nous nous en retrouvons privés. Le problème n'est pas si aigu dans les grandes villes, où les transports en commun se développent, qu'en secteur rural, où il devient quasiment impossible de conserver son autonomie sans moyen de transport individuel, du simple fait de la disparition des commerces de proximité. Interdire la conduite automobile à un malade d'Alzheimer a donc un double retentissement, pratique et symbolique : c'est officialiser à la fois son entrée dans la dépendance et sa déchéance du statut de citoyen adulte pleinement responsable. On comprend que toutes les familles de malades rencontrées mentionnent ce problème comme un des plus douloureux qu'elles aient eu à affronter.

Il y a une mauvaise façon de le résoudre : par la brutalité. « Tu es un danger public, passe-moi le volant ! »

Il n'est pas sûr à l'inverse qu'une méthode trop détournée soit meilleure : cacher les clés, annoncer que la voiture ne marche plus.

Il n'y a évidemment aucune solution parfaite puisqu'il s'agit d'une question douloureuse. Quand les trous de pensée se confirment, il est clair qu'il faut abandonner la conduite. La vigilance diminue, la difficulté de traiter par la pensée plusieurs événements simultanés rend certains passages de carrefours scabreux. Même si les automatismes peuvent subsister longtemps, il suffit d'une absence d'attention pour causer un accident grave, mettant en jeu la vie d'autrui. Une visite périodique de contrôle est désormais imposée aux conducteurs, ce qui devrait simplifier la tâche de l'entourage. Mais la baisse d'aptitude à la conduite peut intervenir entre deux contrôles. Aussi, la meilleure formule consiste à rester vigilant et à se montrer franc le moment venu. L'annonce sera toujours mieux acceptée si elle passe par le médecin traitant. Une chose est sûre : si vous êtes conjoint de malade d'Alzheimer et n'avez pas le permis ou n'avez pas conduit depuis longtemps, allez suivre quelques leçons car vous aurez tôt ou tard à reprendre le volant.

Couches

Les couches pour adultes s'achètent chez le pharmacien (qui les enveloppe dans un emballage discret), ou en gros par l'intermédiaire des associations de familles. Il est important de ne pas laisser le malade mouillé ou souillé afin d'éviter les irritations et les escarres. Le budget mensuel de l'incontinence est de l'ordre de 200 €. La somme, importante, peut être prise en charge par l'APA (voir ce mot), au moins partiellement. À noter : en institution, le budget couches vient généralement en sus du loyer mensuel (voir Incontinence).

Déménagements

Plus on vieillit, moins on dispose de ressources psychiques pour faire face aux changements. Il est bien connu que les vieillards sont plutôt conservateurs.

Chez un malade d'Alzheimer, cette capacité de s'adapter à de nouvelles situations est encore diminuée, particulièrement dans le cas d'un déménagement : un lieu de vie est un endroit où l'on a emmagasiné ses repères au fil des ans, une véritable « prothèse » permettant d'accomplir les gestes de tous les jours même quand ça ne va plus très bien. Perdre ces repères d'un coup, dans une situation où l'on en manque maladivement, peut déclencher de véritables catastrophes, que les médecins appellent des « décompensations ». Un déménagement ne doit donc s'envisager que par nécessité, sans précipitation, qu'il s'agisse d'ailleurs de changer d'appartement, de chambre ou de lit en institution. Rien n'est pire qu'une formule transitoire, ballottant le malade d'un endroit à l'autre parce qu'on ne s'est pas donné les moyens d'envisager l'avenir en temps utile. Corollaire : retarder indéfiniment un départ inéluctable sous prétexte de maintenir quelqu'un dans son cadre affectif le plus longtemps possible n'est pas non plus une bonne chose. Trois impératifs conditionnent l'attitude à prendre :

>> le bien-être du malade ;

>> ses capacités de résistance psychique estimées ; si un départ est inéluctable, il est parfois préférable de ne pas attendre qu'il ait perdu toute ressource d'adaptation ;

>> les délais nécessaires pour trouver et rendre disponible un nouveau logement...

>> Dites-vous que ce sera difficile, et qu'aucune précaution n'est à négliger. Faites toujours participer le malade aux décisions. N'organisez pas les choses par-dessus sa tête. Demandez l'aide du médecin traitant qui saura présenter les choses de manière dépassionnée. Tâchez, dans le nouveau lieu de vie, de disposer quelques meubles ou images témoignant du passé, sans non plus le soûler de souvenirs ou cultiver une nostalgie dont il n'a plus les moyens.

Dents

De nombreuses personnes âgées ont des problèmes de dents ou portent un dentier. Les malades d'Alzheimer n'échappent pas à la règle, mais n'ont souvent plus les moyens de s'en plaindre, ou n'osent pas. Quand on sait l'importance de l'alimentation sur l'état du malade, on se doit de surveiller particulièrement son hygiène dentaire, par des visites régulières chez le dentiste, et en l'aidant à se brosser les dents ou à laver son dentier.

Désorientation

Un malade d'Alzheimer s'égare souvent. Il est pris d'une véritable crise de désorientation au beau milieu d'une promenade qu'il maîtrisait jusque-là. Ou bien sort de chez lui et marche droit devant, saisi par on ne sait quelle envie de fuir. « Je veux rentrer chez moi. » Ces accès sont plus fréquents en fin d'après-midi. Plusieurs précautions s'imposent :

>> fermer à clé la porte qui laisse le plus de champ d'action au malade (jardin s'il y en a, entrée de la maison ou de l'appartement) ; il est cruel de l'enfermer dans sa chambre ;

>> munir la personne d'un bracelet ou d'une carte portant ses nom, adresse et téléphone ;

>> l'accompagner chaque jour dans une promenade de longueur en rapport avec ses moyens physiques ; tant qu'il peut marcher, la promenade reste un plaisir intense ; on peut aussi citer l'exemple de cette femme qui laissait partir son mari avec le chien de la famille ; les animaux bien accoutumés sentent la désorientation de leur maître et sont capables de le ramener à la maison.

Eau

Deux problèmes se posent à propos de la bonne hydratation des malades d'Alzheimer. C'est un fait général que le pourcentage d'eau renfermée dans l'organisme diminue avec l'âge. Aussi les personnes âgées qui ne consomment pas suffisamment d'eau pour compenser cette carence naturelle peuvent ressentir des troubles variés, parfois sévères : constipation, maux de tête, mauvaise régulation de la température interne pouvant devenir dangereuse en cas de grande chaleur, altération des fonctions rénales, confusion mentale, moindre efficacité ou au contraire action excessive des médicaments. On conseille donc de boire au moins quatre verres (75 cl) d'eau par jour, plus encore si l'on absorbe des boissons diurétiques — thé, café, alcool.

Le malade d'Alzheimer connaît cette difficulté supplémentaire qu'il n'est parfois plus capable de demander ou n'a plus le réflexe de se servir à boire. On recommande à l'entourage dans ce cas de penser à sa place...

Économiser (S')

On a beau aimer, on ne peut pas tout donner, et c'est parfois aimer que savoir refuser. Un ouvrage américain destiné aux familles de malades a pour titre *La journée de 36 heures*. Le problème est bien là. La journée ne dure que 24 heures. Il faut faire des choix, se ménager pour mieux durer, car le jour où l'on craque, c'est tout le système qui s'effondre. Une bonne mesure consiste à ne traiter qu'un problème à la fois, mais avec soin. Le ménage, la toilette, le repas, ça fait trop pour une matinée. Ne vous levez pas à six heures du matin pour autant. Vous y laisserez votre peau. On peut être propre en ne se lavant qu'un jour sur deux. Aidez-le à prendre son bain un jour, faites le ménage le lendemain. Si vous pressez le malade, si vous perdez patience en l'aidant à accomplir un geste quotidien, il percevra douloureusement le fait que vous perdez patience sans pour autant relever la bonne intention qui a motivé votre action. Vous avez tout à y perdre tous les deux. Un nombre croissant de services de gériatrie proposent d'autre part une formule de relais, permettant d'héberger le malade temporairement et de soulager ainsi son entourage (voir aussi Papy sitter et « Vacances »).

Entendre

Un tiers des personnes de plus de soixante-cinq ans sont malentendantes, c'est-à-dire qu'elles ne perçoivent pas les sons de niveau inférieur à 35 décibels. À l'âge de quatre-vingt-dix ans, la proportion passe à 9 sur 10. Il n'y a pas de corrélation particulière entre surdité et maladie d'Alzheimer, mais il y a un lien direct entre la gravité de la surdité et les déficits cognitifs d'un alzheimérien malentendant. Des tests effectués sur des malades équipés de prothèses auditives ont d'ailleurs montré une nette amélioration des scores. Oui. Nos malades ont besoin de prothèses auditives. Une visite chez l'ORL est un complément nécessaire des bilans exploratoires du diagnostic.

Environnement

Les adeptes de l'école « comportementaliste » considèrent un environnement convenablement aménagé comme une « prothèse » permettant au malade de compenser certains de ses déficits. Ainsi l'on constate qu'une proportion importante d'incontinence est due au fait que la personne ne retrouve plus le chemin des toilettes, ou n'arrive pas à se déshabiller correctement pour opérer. Des panneaux de cheminement, bandes fluos au plancher, habits faciles à ôter sont à même de résoudre ces problèmes et il faut y songer.

On peut toutefois s'interroger sur la systématisation de cette démarche, qui s'apparente à une sorte de harcèlement psychique. Ainsi voit-on apparaître sur le marché des « bips » électroniques avertissant que la personne franchit un périmètre, ou des sondes déclenchant l'alerte lorsque la couche est mouillée… S'agit-il de corriger ou de ré-adapter ? Le malade, même si tous ces dispositifs sont conçus pour améliorer sa sécurité ou son confort, ne risque-t-il pas de les percevoir comme une dépossession de soi ?

De même certains recommandent de suspendre de grands calendriers sur les murs, d'afficher des emplois du temps. Mais au fond, est-il vital que le malade connaisse la date ? Lui-même y attache-t-il une quelconque importance ? Lecteur sais-tu au moment où tu lis ces lignes quel jour nous sommes ? Ces panneaux, ne les mettons-nous pas d'abord pour calmer notre angoisse, notre sentiment d'impuissance devant le mystérieux génie de cette maladie ? Une promenade quotidienne dans le jardin ou le parc évoquera la saison de manière moins précise peut-être, mais autrement plus chaleureuse et agréable. Des repères, des systèmes d'orientation oui, mais employés avec tact, moyennant un apprentissage convenable de leur utilisation. À trop vouloir encadrer la vie du malade, à le confronter sans cesse à ses incapacités, on risque de lui faire perdre ses dernières initiatives.

Exhibitionnisme

Une jeune femme amena sa mère aux urgences parce qu'elle était arrivée nue dans le salon, alors que son mari fumait le cigare avec quelques collègues invités pour un dîner d'affaires. Il n'est pas rare que les familles, même si elles ont supporté jusque-là les pires contraintes dans la vie quotidienne, craquent à l'occasion d'un acte incongru. Une baisse des censures figure pourtant dans l'ordre des symptômes classiques de la maladie d'Alzheimer, mais ce genre de manifestations dérange, heurtant certains tabous bien ancrés en nous. Il n'y a généralement rien de pervers dans ces exhibitions, rien qui puisse les apparenter aux agissements des « vieux cochons » aux sorties d'école ou aux fantasmes de la « vieille dame indigne ».

L'attitude qui sied est de dédramatiser et rechercher s'il n'existe pas une raison objective à ce geste : gêne due à une garniture, préparation à uriner, etc.

Hospitalisation

Un malade d'Alzheimer peut fort bien avoir besoin d'être hospitalisé (entrée dans la maladie, accident, affection intercurrente) sans que ce passage à l'hôpital signifie son placement définitif en institution. De plus en plus, les services hospitaliers font en sorte d'éviter les hospitalisations de longue durée. Pour une personne ainsi frappée de troubles cognitifs, cela passe par un diagnostic sanitaire et social opéré dans l'établissement, débouchant sur un « projet de sortie » destiné à réaménager son contexte habituel de vie en fonction des différents services d'aide disponibles dans le secteur de son domicile : aide ménagère, services de repas à domicile, service de soins, hospitalisation à domicile (voir Maintien à domicile), garde-malade, téléalarme. L'institution des « réseaux de santé » par la loi Kouchner de mars 2002 vise à rendre possible une telle coordination entre établissements sanitaires et institutions sociales, afin de promouvoir l'autonomie des personnes handicapées, âgées ou en difficulté. On s'achemine ainsi (fort lentement...) vers plus de souplesse, et surtout vers une transition plus progressive entre le maintien à domicile et le placement définitif. Toutefois les embûches administratives restent importantes puisque ces réseaux n'intègrent pas les procédures d'admission, de facturation et de prise en charge financière, qui restent propres à chaque intervenant et soumettent parfois les familles à un véritable calvaire de paperasserie au moment où elles traversent une période psychologiquement difficile.

Incontinence

C'est évidemment un des problèmes les plus embarrassants de la maladie d'Alzheimer. L'incontinence urinaire ou fécale (l'une n'implique pas forcément l'autre) intervient après plusieurs années de maladie. Elle est considérée comme inéluctable, mais à tort, car elle peut être due à d'autres facteurs qu'une perte involontaire de contrôle des sphincters, surtout si elle est précoce : difficulté de retrouver l'endroit approprié (en particulier la nuit), de s'y rendre, d'effectuer les manœuvres vestimentaires nécessaires, de prendre la position adéquate. Il y a aussi des incontinences psychopathologiques. L'attitude devant un constat d'incontinence n'est donc pas de se désespérer mais de rechercher des causes possibles, éventuellement avec l'aide du médecin, et surtout de ne pas établir avec le malade une relation du type « Je te gronde car tu m'embêtes — Je continue pour t'embêter... » comme font certaines mères avec leur enfant.

Les exemples sont très nombreux d'incontinences suspendues ou réduites grâce au bon sens et à la compréhension. Pensez au bon vieux pot de chambre près du lit, aux alèzes et aux couches.

Lunettes

La recherche des lunettes ou de l'étui à lunettes du père ou de la mère est un sport familial très répandu. Il faut le pratiquer avec humour et tolérance, d'autant qu'un malade d'Alzheimer peut très mal vivre la perte de ses lunettes et en accuser un proche. Ne tombez pas dans une escalade verbale stérile. Aidez-le à chercher ses lunettes un point c'est tout…

Maintien à domicile

Sauf événement aigu, l'emploi du temps d'un malade hospitalisé est assez vide. Une visite du médecin de temps en temps, une séance de kinésithérapie ou de rééducation, rien qui justifie vraiment le maintien de la personne dans une structure techniquement très performante, coûteuse et souvent peu chaleureuse comme l'hôpital. Aussi voit-on un nombre croissant de « services d'hospitalisation à domicile » se développer : une antenne à l'hôpital ou dans une structure médicale (centre de jour, association, etc.), coordonnant toute une série d'intervenants : aide ménagère, infirmière, kinésithérapeute, pharmacien, fournisseur de matériel médical, consultant mobile, etc., sous le contrôle d'un généraliste ou d'un spécialiste.

Trois types d'organisation sont possibles :

>> Les différents professionnels de santé appartiennent au secteur libéral et sont payés à l'acte ; ce type de fonctionnement est difficile à mettre en place, et pose problème pendant les vacances. Il suppose la coordination d'un généraliste dévoué.

>> Un Service de soin infirmier à domicile (SIAD) emploie du personnel salarié et fonctionne sous l'autorité d'une infirmière, selon une tarification au forfait journalier.

>> Un Service d'hospitalisation à domicile (SAD) prescrit les interventions depuis l'hôpital.

Le système suppose généralement une coopération de la famille, bénéfique au moral du malade, et préserve de longs mois, voire des années une personne semi-dépendante d'un placement en institution de long séjour. Dans la maladie d'Alzheimer la formule est particulièrement adaptée car hormis les troubles cognitifs que nous connaissons bien maintenant, le malade n'a pas, pendant longtemps, de véritables problèmes physiques. La demande croît très rapidement dans notre pays, et l'offre reste très nettement insuffisante, ce qu'on ne peut que déplorer[4]. Les services sociaux du département et/ou de la commune sont à même de renseigner sur la disponibilité de telles structures dans le secteur.

Des services d'amélioration de l'habitat comme le « PACT » peuvent se charger d'adapter le domicile de la personne âgée à son handicap, moyennant une participation financière conditionnée aux ressources. D'autres services d'aide ménagère, de lavage du linge, de portage de repas à domicile, peuvent également être sollicités. Tous ces services et formules sont partiellement pris en charge par l'APA (voir ce mot). Théoriquement, la mise en place des « réseaux de santé » institués par la loi Kouchner de mars 2002 (voir Hospitalisation) devrait faciliter leur coordination.

« Mon » malade

Évitez de parler de « votre » malade. Même si elle ou il est très diminué, il reste une personne à part entière, capable de percevoir qu'on parle de lui comme d'un objet. De même, ne parlez pas aux autres à son propos en sa présence comme s'il ne comprenait pas[5]. Vous ne savez pas ce qu'il est en état de percevoir. Ce n'est pas parce qu'il a du mal à s'exprimer, ou qu'il ne semble pas réagir à ce que vous dites qu'il ne comprend pas. Le doute doit toujours lui profiter.

Mort

De quoi meurent les malades d'Alzheimer ? « De tout ce qu'on ne peut pas traiter correctement à cause de l'Alzheimer », répond un

---

4. Un rapport du secrétariat d'État aux personnes âgées datant de 1987 évaluait à 35 000 le nombre de « places » disponibles devant un besoin de 500 000...
5. Les systémiciens appellent ça joliment le « commérage en présence ».

médecin. Effectivement la maladie laisse plutôt ceux qu'elle frappe en « bonne santé », jusqu'au moment où la faculté de se plaindre disparaît. Des affections peuvent alors se développer silencieusement. Une surveillance médicale régulière s'impose.

D'autre part ce ne sont pas des malades faciles à soigner. Exemple : crise d'appendicite ; on opère ; agitation du malade en postopératoire ; piqûres de calmants ; escarres ; infection ; traitement aux antibiotiques : une véritable réaction en chaîne... Une intervention relativement banale chez un sujet par ailleurs bien portant peut donc présenter des dangers considérables, au point qu'on ne puisse prendre le risque. Les personnes atteintes d'un Alzheimer meurent donc aussi bien de ce qu'on n'a pas vu que de ce qu'on n'a pas pu soigner : déshydratation, malnutrition, infection, chocs, traumatismes crâniens...

Évoquons à ce propos la question de l'autopsie. La plupart des recherches sur la maladie butent sur un écueil : le diagnostic. Beaucoup de résultats d'études divergent du simple fait que les groupes de malades étudiés comprennent une proportion inconnue de « faux Alzheimer ». Les chercheurs insistent donc auprès des familles des malades pour qu'elles acceptent le principe d'une autopsie, seule capable de transformer la probabilité diagnostique en certitude.

Il en existe de deux types : l'autopsie « médico-légale » demandée par la Justice pour servir une instruction, dans le cas d'un meurtre par exemple ; l'autopsie « scientifique », pratiquée par des médecins ou chercheurs dans le but de faire avancer les connaissances.

Pour éviter les abus et trafics d'évocation peu agréable, l'autopsie scientifique est strictement réglementée : le malade ne doit pas avoir manifesté son opposition par écrit, être décédé à l'hôpital, dans un service autorisé à effectuer ce genre d'examens. Les personnes mourant à leur domicile ou dans un établissement non hospitalier ne peuvent donc être autopsiées. Quelques centres [6] pratiquent des hospitalisations

---

6. La liste peut être obtenue auprès de l'*Association France Alzheimer et troubles apparentés,* 21, boulevard Montmartre, F-75002 Paris. Tél. : 01 42 97 52 41 (Fax : 01 42 96 04 70). http: www.maladie-alzheimer.com

de dernière heure pour malades proches du décès, mais cette « solution » est peu apaisante pour la conscience de l'entourage...

Narcisse

Dans l'eau qui embellit son image, Narcisse se mire avec complaisance mais languit de désespoir en comprenant que l'image adorable n'est qu'un leurre. Sans tomber dans l'excès narcissique, chacun a besoin que le monde lui renvoie une image de soi pas trop dévalorisée. Ce n'est évidemment pas facile dans le cas d'un malade d'Alzheimer, car si notre société aime à donner en exemple les vieillards qui ont conservé une vivacité de l'esprit ou du corps exceptionnelle, le fait d'être vieux et « mal performant » intellectuellement est plutôt vécu comme un accablant cumul. L'entourage ne doit pas, par ses attitudes de dégoût, de rejet, ou de découragement, enfoncer plus encore le malade dans sa maladie. Laisser un vieillard déambuler toute la journée les cheveux décoiffés en chemise de nuit et charentaises est une négligence coupable. « Sauvez les apparences », disent certaines femmes ou filles de malades. Aider un malade dans sa toilette, le coiffer, le raser s'il s'agit d'un homme, lui mettre le parfum qu'elle a toujours aimé si c'est une femme, l'habiller avec élégance, l'emmener régulièrement chez le coiffeur sont des actes élémentaires qui amènent de grands bénéfices, aussi bien sur le plan intellectuel que sur celui des relations dans la famille. C'est repousser la déchéance et empêcher certains laisser-aller irréversibles...

Occupations

Occuper le malade, c'est être suffisamment attentif et attentionné pour discerner ses facultés restantes et lui proposer des activités permettant de les mettre en valeur. Il y a bien sûr les activités physiques, marche au premier plan, mais aussi des possibilités de jeux intellectuels simples (réussites, jeux graphiques), d'occupations artistiques (peinture, musique), ménagères (aider à faire le ménage ou préparer le repas). On peut lire ensemble le journal, regarder la télévision, reconnaître les visages sur les albums photos à l'occasion de la visite d'un proche. Il existe dans certaines municipalités des « centres de jour » pour personnes âgées, handicapées ou non, où de nombreuses possibilités sont offertes...

Papy sitter

Pouvoir s'évader, pour quelques heures, une soirée ou un week-end, est une nécessité vitale. Des sociétés ou associations proposent des services payants de garde à domicile, dont les coordonnées peuvent être obtenues auprès des services sociaux départementaux ou des associations comme France Alzheimer, la Fondation de France ou la Fondation nationale de gérontologie. Le coût est d'environ 10 € l'heure, entièrement à la charge du malade ou de sa famille. On peut aussi recourir aux services de quelqu'un de l'entourage...

Parler

Pour parler à un malade :
>> assurez-vous qu'il entende, et qu'il n'y ait pas de bruit alentour l'empêchant de se concentrer ;
>> utilisez des mots et des phrases brèves, choisissez des formulations simples : ne dites pas « Préfères-tu ta chemise bleue, ton tee-shirt rouge ou ton polo vert ? » ; donnez une alternative ;
>> ne posez qu'une seule question à la fois, et si vous devez répéter, employez la même phrase ;
>> ne devancez pas ses réponses, ne lui passez pas le mot sous le nez avant qu'il ne le sorte, mettez-le sur la voie ; il faut lui laisser le plaisir de s'exprimer, même lentement.

Placement

Il est indispensable de prévoir l'éventualité d'un placement en institution, même si c'est pour ne jamais y avoir recours. Un événement familial ou une dégradation soudaine de la santé du malade peuvent l'imposer. Les listes d'attente sont longues. Il est préférable de choisir tranquillement plutôt que dans l'affolement de l'urgence. Nous approfondissons cette question dans le chapitre prochain.

Plaisirs

Les malades d'Alzheimer sont capables de jouir de la vie qui leur reste, avec les moyens qui leur restent. La tâche de ceux qui les entourent est de rechercher les sources de plaisir restant. Côté sexualité (voir ce mot), les possibilités vont plutôt diminuant, un psychanalyste dirait d'ailleurs « régressant », car le malade en revient à des plaisirs plus élémentaires, moins élaborés que le contentement venant de l'acte sexuel génital.

Plaisir de la bouche d'abord : confiserie (ne pas oublier la boîte de bonbons dans le buffet), crèmes, gourmandises sucrées ou salées selon les goûts, faciles à manger.

Plaisir de toucher, de pétrir (pâte à modeler, peinture).

Plaisir de l'enveloppe corporelle : donner des bains, apprendre les massages, prendre la main, caresser, coiffer, maquiller, ne pas avoir peur de prendre un malade contre soi...

Promenades

Une série de tests de mémoire pratiqués sur des personnes âgées déficitaires a montré que les scores étaient nettement meilleurs après un exercice physique. L'explication tient sans doute au fait que l'activité physique favorise la relaxation mentale, relaxation très favorable au bon fonctionnement de l'intellect. Une promenade avec un malade n'est pas une simple mesure de salubrité physique, mais aussi un moment de détente et de stimulation, où l'on partage des sensations. Il est hors de question, bien sûr, de traîner la personne de force vers l'extérieur. On l'invitera, par de simples et anciens gestes (prendre le bras, « on y va », etc.), à faire un petit tour.

Sexualité

Sur ces questions toujours délicates à aborder, il faut faire la part de ce qui relève de la personnalité de chacun, de l'évolution liée à l'âge et des modifications dues à la maladie. Chez une personne à la vieillesse « normale », ni particulièrement malade du corps, ni particulièrement déprimée psychiquement, rien de physique ni de psychique ne s'oppose à l'acte sexuel. La façon de faire évolue, mais cela est vrai depuis l'adolescence. La soi-disant « impuissance du troisième âge » chez les hommes est due à une affection urologique à traiter, ou à la simple angoisse de ne pas être à la hauteur. Quant au « platonisme » des vieilles dames, il s'agit d'un tabou culturel hérité du temps où l'on estimait normal qu'à partir d'un certain âge, les messieurs allassent se satisfaire ailleurs avec de plus jeunes, bénévoles ou professionnelles...

On est amoureux à tout âge. À tout âge on peut avoir envie de faire l'amour avec celle ou celui qu'on aime.

Pour un malade d'Alzheimer la situation est un peu particulière pour deux raisons :

>> la première est une certaine tendance à l'exhibitionnisme (voir ce mot) ou en tout cas une baisse de la pudeur ; on s'en choque parfois car on y voit tout de suite une « manie » ou une perversion sexuelle ; la vérité est plus simple, et surtout plus naturelle : le malade montre ses désirs comme ils viennent, au moment où ils viennent ; on peut avoir envie ou non d'y obéir, mais il ne faut pas les condamner ou les repousser méchamment ;

>> la seconde est la difficulté de communiquer par des mots ; mais nous sommes justement dans le domaine des gestes, où l'échange reste possible, pratiquement jusqu'au bout, pas forcément ni exclusivement sur le mode « génital », aussi sur celui d'une tendresse affectueuse (voir Plaisir)...

Il n'est évidemment pas facile de trouver spontanément la bonne attitude, mais on peut prendre cela comme une leçon que nous donnent les malades : apprendre à être plus simples, plus naturels, plus francs, moins convenus dans nos gestes...

Soigner un Alzheimer

Quand on soigne son père, sa mère, sa femme ou son mari, on trouve ou on ne trouve pas les gestes, les attitudes adéquates. L'épreuve dure quelques années, on en sort amoindri ou renforcé, mais on en sort. Tout autre est la situation d'une personne, médecin, infirmier, soignant, qui choisit de s'occuper professionnellement de malades d'Alzheimer. « Mon conseil, dit un gériatre, est de ne pas se lancer dans l'aventure si l'on n'a pas eu le plaisir de connaître ses grands-parents… » Car la confrontation permanente avec des esprits en voie de destruction a quelque chose de corrosif. Les malades âgés vous tirent vers le bas comme des noyés. Un certain nombre de suicides ou de plongée dans l'alcoolisme en témoigne. « On a l'impression de ne jamais en faire assez, dit une infirmière. On ne s'en sort que si on les aime, et si l'on est attentif à tout ce qu'ils vous apprennent ; car ils sont plus inventifs qu'on ne le croit ; ils passent leur temps à chercher des solutions pour s'adapter à leurs troubles. »

« Il faut connaître ses limites, conclut un psychiatre. Je ne crois pas qu'on puisse faire ce métier bien, et longtemps, si on ne fait que ça. La bonne formule est celle du temps partiel… »

Solidarité

Chacun a sa vie, chacun a ses occupations et ses moyens financiers. Il n'y a pas à se culpabiliser de ne pouvoir héberger sa mère ou sa grand-mère alzheimérienne. Toutefois il est possible de grandement soulager la tâche de celui qui en a la charge en lui proposant de « garder » le malade quelques heures, le temps d'un repas, d'une soirée ou d'un week-end, et lui donner ainsi l'occasion de souffler.

Sommeil

« La vie est une maladie dont le sommeil nous protège chaque nuit. » Cette maxime de Chamfort est sans doute particulièrement bien adaptée à ce que peut ressentir un malade alzheimérien. On a parfois terriblement envie de rester toute la journée dans la chaleur d'un bon lit, à fonctionner économiquement à l'abri du monde, particulièrement quand on est assailli d'angoisses nocturnes.

Devant cette attitude, l'entourage est partagé.

Entre soutenir cette « régression » parce qu'elle correspond à un repli stratégique psychique visant à repartir d'un meilleur pied, et la combattre chez un malade qui reste debout toute la nuit (et l'entourage avec), il y a évidemment des arguments que chacun peut entendre. « Ma vieille tante avait un Alzheimer plutôt aimable et gai, raconte un médecin. Nous la prenions pour les vacances. Elle fourgonnait dans sa chambre toute la nuit, sortait trois ou quatre fois dans le couloir, entrait dans notre chambre en s'excusant infiniment de son erreur parce qu'elle cherchait les toilettes. Après le déjeuner, au moment où nous nous retenions de faire la sieste car nous devions nous occuper de la maison et du jardin, nous la voyions s'endormir comme un bébé sur sa tasse d'infusion, ronfler profondément tout l'après-midi dans le canapé et se réveiller pour le dîner dans une forme superbe : "Alors les enfants, qu'est-ce qu'on fait ce soir ?" Au bout d'un mois de ce régime nous étions à ramasser à la petite cuiller... » Comme on s'en doute, il n'y a pas de bonne solution à ce problème, sinon dans un environnement adapté...

Téléalarme

Il s'agit d'un système d'alarme installé à domicile (médaillon, montre) et relié 24 heures sur 24 à une centrale d'écoute. En cas d'appel, l'écoutant prévient immédiatement la famille ou un service médical.

Téléphone

N'hésitez pas à faire un large usage de ce moyen de communication parfaitement sans danger. Pour rappeler au malade de prendre ses médicaments ou ses repas, pour lui signaler un programme de télévision, pour lui montrer qu'on existe, qu'on pense à lui. L'idée de faire installer plusieurs combinés pour lui éviter de se déplacer ou d'acheter un téléphone sans fil n'est pas forcément bonne, car la personne risque d'oublier de raccrocher l'un des appareils en passant d'une pièce à l'autre. Pour des raisons analogues le téléphone portable, d'un maniement souvent technique et avec des problèmes de charge et de décharge, n'est guère indiqué.

Pensez à afficher près du combiné la liste des noms et numéros utiles en urgence : enfants, médecin, pompiers, police, taxi, hôpital, etc. Les téléphones à mémoire, permettant de composer des numéros préenregistrés en n'appuyant que sur une touche, sont commodes.

Troubles du sommeil

Les insomnies et l'agitation nocturne figurent parmi les troubles non cognitifs accompagnant la maladie d'Alzheimer. Elles peuvent constituer un symptôme propre à la maladie, ou résulter de causes secondaires : un malade sous neuroleptique peut ainsi somnoler toute la journée et ne pas trouver le sommeil à la nuit ; une personne qui a fait une chute se retrouve allongée en permanence sur un lit et ne ressent pas la fatigue suffisante pour s'endormir.

L'agitation nocturne peut être intolérable pour une famille ou dans une institution. Le malade devient anxieux en fin d'après-midi. S'il n'est pas calmé aussitôt, son inquiétude s'aggrave et il refusera de se coucher. Anxyolitiques et hypnotiques sont très, parfois trop, largement prescrits. La détermination optimale de l'heure de prise du médicament permet de limiter les doses. Une ambiance de vie calme, un repas du soir convivial, contribuent à minimiser ce symptôme.

Vacances

Nul n'est parfait. Nul n'est tout-puissant. On voit des conjoints transformer leur appartement en véritable annexe des urgences hospitalières. Ils arrivent à tenir des mois dans une sorte d'état de sur-régime, mais le jour où ils craquent, c'est l'effondrement. Comme dit un spécialiste : « On avait un malade, voilà qu'on a réussi à en fabriquer un deuxième... » En Suisse, aux Pays-Bas, il existe des centres d'hébergement temporaires pour personnes âgées. On peut y envoyer son malade pendant quatre semaines par an, les frais étant pris en charge par les assurances maladies. C'est malheureusement loin d'être le cas en France. Pourtant le droit à la fatigue, le droit à la lassitude existent. Obtenez des frères et sœurs, des cousins, des amis, des enfants, qu'ils accueillent le malade à l'occasion de vacances. Réciproquement si vous avez un malade dans la famille, faites proposition à la personne qui en a la charge quotidienne de la soulager temporairement. Cela demande une certaine persuasion car celle-ci a tendance à culpabiliser par avance : « J'ai peur de partir car j'ai peur qu'il ne me reconnaisse plus à mon retour », nous confiait ainsi une épouse de malade. Certaines associations, certains services hospitaliers ou cliniques, et même des maisons de retraite proposent des formules d'hébergement temporaire. Renseignez-vous auprès de ces organismes ou de votre médecin...

La vie quotidienne en institution

Des institutions, il en existe de toutes tailles et de tous styles. De la maison de retraite trois étoiles au mouroir camouflé en pension de famille, en passant par le petit appartement thérapeutique, ou le service hospitalier vétuste où l'on paie aussi cher parfois que dans la maison trois étoiles... Chacune a ses inconvénients, chacune a ses avantages, ou tout au moins ses raisons de trouver des clients. Les choix retenus sont fonction du revenu disponible, des priorités exigées, de la situation géographique, de la chance... et de la débrouille parfois. Deux faits retiendront notre attention dans cette introduction.

Le nombre de lits offerts dans notre pays reste très insuffisant par rapport à la demande. Il y a à cela des raisons sociologiques : les logements, les structures familiales, les habitudes de vie se prêtent de moins en moins à accueillir un aïeul, surtout dépendant. L'idée de finir sa vie dans la solitude ou dans une institution se répand. Sommes-nous de plus en plus aveugles aux réalités du grand âge ? C'est certainement l'impression que retirerait un ethnologue africain ou asiatique de l'étude de notre société depuis quelques décennies. On ne cesse dans les publicités de vanter la performance, l'efficacité. La jeunesse est considérée comme une qualité en soi. La sagesse, la maturité ne sont pas des valeurs marchandes. Rides, taches, poches, calvitie, grisonnement, blanchissement, affaissements, dégringolades : toutes tares irrémédiables, etc. faisant l'objet d'une haine sociale sans merci, servie par les progrès radieux de la chirurgie et de la cosmétique. Aurions-nous moins de cœur que nos parents ou d'autres habitants de régions du monde où l'on continue de considérer les vieillards comme des membres à part entière de la société ? Ce qui est sûr, c'est que notre culture, par son discours scientifique dominant, par ses récits fabuleux d'éternelle jeunesse, par ses multiples façons d'occulter l'inexorable, manifeste une sorte de terreur collective devant le vieillissement, d'autant plus irrémédiable que profondément refoulée. Une telle évolution rend le grand âge plus difficile à vivre que jamais.

Un marché en expansion

Il y a une offre d'environ sept cent mille places pour les dix millions de personnes âgées de plus de soixante-cinq ans[1], que ces dernières soient en état de dépendance ou non, réparties dans un peu plus de dix mille établissements toutes catégories confondues. La demande grandissant, pour des raisons évoquées, les promoteurs publics et privés ne manquent pas de prendre conscience du caractère expansif de ce marché.

Cependant, poser le problème social de la maladie d'Alzheimer en mettant côte à côte le nombre de malades et le nombre de lits disponibles est une approche grossière. Le nombre de malades alzheimériens vivant à domicile reste très nettement majoritaire (de l'ordre de 70 %). Et parmi les nombreuses familles qui ont un malade chez elles ou s'occupent de son maintien à domicile, la plupart ne sont pas demanderesses d'institutions de placement, mais seulement d'aides ménagères ou infirmières mieux développées, de formules souples d'accueil de jour et de vacances, bref d'un réseau de services leur per-

---

1. 9 720 000 au 1er janvier 2003 (statistique INED). Le chiffre croît d'environ 100 000 par an. En 1950, elles étaient 4 727 000, soit à peu près la moitié. En 2050, elles représenteront près d'un tiers de la population française.

mettant de ne pas user toutes leurs forces. Une profonde inégalité règne par ailleurs entre les différentes régions françaises, du fait des équipements, du fait aussi que dans les petits villages de campagne, vu l'évolution du commerce, la décision de placement tient parfois à un simple problème de transport pour assurer les ravitaillements...

Ne nous laissons donc pas conduire trop loin dans la logique des études de marché. Ce n'est pas parce qu'il y a de trois à cinq cent mille malades d'Alzheimer dans notre pays qu'il leur faudrait autant de lits en institution. Dans une société opulente qui se déclare moderne, libre et solidaire, il importerait seulement d'avoir le choix. Le problème est là : de nombreuses familles, dans de nombreuses régions, pour de nombreuses raisons, n'ont pas le choix...

Jusqu'à quand le maintien à domicile ?

La décision de placement d'un parent en institution ne se prend pas à la légère. Plusieurs situations la font envisager :

>> la personne vit seule ; une aggravation de son état rend problématique le maintien à domicile ;

>> la personne vit avec son conjoint ou un parent ; son état s'aggrave, du moins c'est ce que ressent l'entourage ; la surcharge de travail est vécue comme insupportable ;

>> un accident, une maladie conduit à une hospitalisation de longue durée...

Quelques remarques s'imposent.

Sur la qualité du diagnostic d'abord. Comme on l'a vu, le diagnostic d'une maladie d'Alzheimer est une opération longue et difficile ; le verdict n'est jamais une certitude, c'est une probabilité. La prudence est de rigueur. Décider du placement définitif d'une personne sur la foi d'un seul diagnostic paraît léger. La règle pourrait être : *en cas de diagnostic d'Alzheimer isolé, sollicitez un autre avis, par exemple auprès d'une équipe de gériatrie hospitalière...*

Sur la notion d'aggravation ensuite. « Quand on m'amène un malade d'Alzheimer, raconte un chef de service de long séjour d'Île-de-France, c'est souvent avec l'arrière-pensée "ça ne tient plus à domicile docteur, il faut me le placer". Effectivement l'état du malade s'est détérioré brutalement, mais c'est justement ça qui ne cadre pas bien avec le génie de cette maladie. Une dégradation brutale est généralement l'indice d'une cause extérieure surajoutée, parfois réversible, qui est venue décompenser l'Alzheimer. Mon rôle est alors de la rechercher : affection intercurrente[2], médicaments, événements familiaux... Et quand on cherche, on trouve, en faisant intervenir tous les partenaires médico-sociaux nécessaires. »

De nombreux médecins racontent ainsi des anecdotes de familles venues les voir en pleine crise, décrivant la situation comme insupportable, repartant dans d'autres dispositions simplement parce qu'elles se sentent enfin assistées, épaulées dans l'épreuve, ce qui n'était pas le cas jusqu'alors. La question à se poser quand on a l'impression de ne plus pouvoir endurer est donc : « Ai-je bénéficié de toutes les aides, de tous les soutiens possibles ? » Des équipes de gériatrie arrivent ainsi, en animant un large réseau d'intervenants médico-sociaux dans un quartier ou une région — aides ménagères, infirmières, psycho- kinési- ergo-thérapeutes, service d'accueil de jour —, à prolonger le maintien à domicile pendant des années, voire jusqu'au bout.

À retenir

La notion de dépendance est relative à un contexte d'assistance et de soins. Il existe de nombreuses « prothèses » médicales et sociales permettant de la diminuer ou la compenser... La décision de placement doit être prise une fois toutes ces possibilités épuisées.

Institutions pour le troisième âge

Il existe en France une grande variété d'institutions sanitaires et sociales : hospices, maisons de retraite, foyers-logements, résidences,

---

2. C'est-à-dire s'ajoutant à la maladie d'origine.

centres de cure médicale. Les variantes sont nombreuses mais présentent un point commun : vivre en dehors de chez soi et en collectivité pour bénéficier d'un certain nombre de services et de soins, dans un lieu qu'on a rarement choisi.

La répartition des personnes âgées en institution [3]

Maisons de retraite publiques autonomes : 92 959

Maisons de retraite publiques rattachées à un établissement d'hospitalisation public : 97 670

Maisons de retraite publiques rattachées à une collectivité locale et CCASS : 26 650

Maisons de retraite privées à but non lucratif : 128 555

Maisons de retraite privées à caractère commercial : 87 339

Maisons de retraite : 433 173

Logements foyer publics autonomes : 6 509

Logements foyer publics rattachés à une collectivité locale et CCASS : 106 359

Logements foyer privés à but non lucratif : 44 127

Logements foyer privés à caractère commercial : 6 671

Logements foyer : 163 666

Unités de soins longue durée (USLD) publiques : 76 290 (chiffres 2001)

USLD privées : 7 685 (id.)

USLD : 83 975 (id.)

France entière : plus de 680 000

---

3. Chiffres 2002 communiqués par la DREES (Direction de l'étude et de l'évaluation statistique du ministère des Affaires sociales), obtenus à partir des fichiers FINESS répertoriant l'ensemble des établissements sanitaires et sociaux faisant l'objet d'autorisation de l'État et des collectivités territoriales, et pour les unités de soins de longue durée, de l'enquête annuelle d'activité des hôpitaux (SAE). Ne sont pas compris les résidences services en copropriété ainsi que les établissements fonctionnant sans autorisation ou à la marge (pensions de famille...).

Les reproches qu'on fait aux grandes institutions sont nombreux : imposition d'une discipline, obligation de cohabitation avec des inconnus, destruction des habitudes, disparition des anciens liens affectifs, accentuation de la dépendance, solitude face à la mort. Aussi a-t-on vu apparaître de « petites unités », fondées sur une tout autre logique : « Accueillir une personne âgée ne pouvant plus rester à domicile dans un lieu de petite dimension, proche de chez elle, lui permettre de maintenir ses relations sociales de voisinage, favoriser les visites des familles et leur participation à la vie quotidienne... » Cette citation est extraite d'un rapport d'étude réalisé en 1990 par la Fondation de France[4], qui incitait à la création de petites unités de soins : appartements thérapeutiques hébergeant une dizaine de personnes, centres d'accueil de jour, « cantous[5] », etc., à financement privé ou public (commune, Conseil général, association). L'ensemble de ces structures a actuellement une capacité d'accueil de quelques centaines de personnes dans le pays, c'est dire qu'elles représentent une petite minorité. C'est pourtant une formule intéressante pour une petite commune qui n'a ni les moyens ni le besoin d'une maison de retraite classique de plusieurs dizaines de lits mais peut, en adaptant un bâtiment existant et avec un peu de personnel communal, offrir une petite structure permettant aux vieux du village de rester sur place. Toutefois le développement des communautés de communes devrait plutôt pousser à la création de moyennes structures intercommunales.

Signalons enfin un système moins onéreux mais encore rare, celui du placement familial ; une famille accueille un ou plusieurs malades contre rémunération, et peut bénéficier des différentes aides ou avantages accordés aux personnes qui ont des malades à charge. Quelques associations s'occupent de promouvoir la formule, qui peut apporter le meilleur — une réelle famille de substitution — ou le

---

4. *Grand âge, dépendance et lieu de vie,* avril 1990, Fondation de France 40, avenue Hoche 75008 Paris.
5. Domiciles collectifs réservés à des personnes démentes, gérés par une « maîtresse de maison ».

pire — profiter d'un malade pour arrondir les fins de mois. Une loi réglementant cette pratique a été votée en 1990. La mise en application, à la charge des conseils généraux, tarde encore dans certains départements.

« Et s'il est Alzheimer, le renvoyez-vous ? »

Grande ou petite unité, la question qui nous intéresse est bien sûr celle de l'accueil des malades alzheimériens. De nombreuses adresses les refusent, ou renvoient les personnes qui le deviennent, invoquant les désagréments causés aux autres pensionnaires, ou l'insuffisance des moyens de soins. Défendable ou non, cette attitude est sans recours. Essayer de forcer la décision en cachant le diagnostic, en sous-estimant la gravité d'atteinte, ou même en faisant « jouer ses relations », mettrait le malade dans une fausse position et risquerait de l'exposer à des mauvais traitements ou à un renvoi quelques mois plus tard. Il faut dire les choses clairement et préférer un refus net à une fragile acceptation.

La question des soins est évidemment capitale. Nous savons en effet que les malades ne sont pas particulièrement mal en point physiquement. Ils ont besoin d'être surveillés de près — n'ayant pas toujours la ressource de se plaindre —, surtout d'être soutenus et mobilisés psychiquement. Une personne qu'on enferme dans sa chambre, qu'on attache à son fauteuil, qu'on bourre de drogues ou qu'on case dans un coin devant une télévision, est précipitée vers la démence grabataire (voir aussi page 199-200). Toutes les structures visitées où les malades d'Alzheimer ont paru adéquatement traités sont des endroits où un personnel nombreux (environ un employé pour deux résidents), expérimenté, conduit par une équipe comprenant au minimum un gériatre et un psychologue avec un projet thérapeutique cohérent, peut s'intéresser à chacun selon ses goûts et ses besoins. Les activités, en plus des soins, séances de massage, de relaxation, d'orthophonie, sont variées : promenades, gymnastique, travaux manuels, lecture de journaux, musique, chansons, peinture, spectacles, cuisine, salon de coiffure, etc. Il ne s'agit évidemment pas d'occuper les malades à tout prix de huit heures du matin à huit heures du soir, mais de les sortir de leur solitude et leur permettre de partager d'agréables moments avec d'autres. Du reste, indépendamment de la liste plus ou moins impressionnante des activités proposées, c'est l'ambiance qui prime.

Aussi, à la question : « Vaut-il mieux tel ou tel type d'établissement ? » on ne peut honnêtement faire de réponse tranchée. Il existe des services hospitaliers de centaines de lits où l'on s'occupe des malades de façon admirable derrière de vieux murs crasseux, des maisons luxueuses où l'on assomme les pensionnaires de somnifères à huit heures du soir après un dîner programmé à six heures pour économiser les charges de personnel. Il y a de petits appartements où l'on s'ennuie ferme, d'autres où naît une sorte de vie de famille active et chaleureuse. Certains nouveaux établissements essaient de concilier les avantages des uns et des autres, en fonctionnant comme une « fédération de petits appartements » réunis dans un même lieu, animés par des équipes indépendantes. Cette variété de choix est un avantage, permettant de se déterminer d'après la personnalité du malade, dont il faut, dans la très grande mesure du possible, tenir compte. On voit des familles choisir telle maison parce qu'elle est proche géographiquement du domicile de l'un des membres. Il est évidemment important de pouvoir assurer des visites fréquentes, mais il ne faut pas que le malade paie son heure de visite quotidienne par vingt-trois heures d'ennui, c'est le cas de le dire, « à mourir ». Il est parfois préférable de choisir un établissement un peu plus loin, quitte à espacer les visites, mais à les rendre plus longues...

La cohabitation avec les autres pensionnaires

L'autre question importante, et qui tracasse beaucoup les familles, est celle de la présence d'autres malades plus atteints. On trouve toujours en effet plus déficitaire que son parent, et l'on redoute de lui imposer la présence de « véritables déments ». Il y a évidemment du vrai là-dedans. La cohabitation avec quelqu'un de normal paraît plus motivante qu'avec une personne aphasique poussant des cris toute la journée. Mais on ne peut non plus exercer une sélection par le pire, amenant à la création de ghettos comme les asiles des siècles passés.

Il est tout de même possible de « civiliser », par des médicaments mais surtout par une aide psychologique appropriée, les comportements les plus dérangeants. Et puis des relations affectives intenses peuvent naître *intra muros*. On cite des exemples de couples qui se forment, l'homme prenant la femme pour son épouse ou sa mère, la femme prenant l'homme pour son fils ou son père, les deux dialoguant dans un jargon incompréhensible mais devenus inséparables, au grand dam des époux existants d'ailleurs, tenaillés entre l'envie que le conjoint se sente bien et une décidément inépuisable jalousie.

Quand on décide de placer un malade dans une institution, il faut accepter le principe qu'il vive auprès de plus ou moins atteints que lui, avec les conséquences même inattendues que cela peut entraîner... ou alors tout faire pour le garder chez soi.

Les responsables d'institutions sérieuses ont généralement une conscience aiguë de ces questions. Ils s'efforcent de compenser géographiquement les différences cliniques. Dans certains cas les malades d'états voisins sont regroupés dans le même quartier de bâtiment. Dans d'autres on joue à fond la carte du mélange, refusant même une quelconque discrimination entre le parkinsonien, l'alzheimérien, le diabétique ou le normal. Une chose est sûre : la visite d'un établissement où déambulent des patients alzheimériens est toujours impressionnante pour qui n'est pas habitué. On est choqué par ce qu'on ne connaît pas. Il n'est pas tant important de regarder les pensionnaires que ceux et celles qui s'en occupent, leur attention, leur gentillesse, l'impression qu'ils donnent d'aimer leur métier. Voilà véritablement ce qui compte...

Contention

La contention reste la principale cause de grabatisation des sujets atteints de maladie d'Alzheimer.

Elle consiste à sangler le patient sur son lit, soit physiquement au moyen de liens, soit chimiquement par des médicaments : tranquillisants, neuroleptiques, etc. Elle est parfois appliquée dans les meilleures intentions : empêcher un malade agité de se nuire, par exemple lorsqu'il est en convalescence après une chute, ou la nuit, lorsque son agitation et ses déambulations empêchent toute une institution de dormir. Mais précisément, elle représente pour ces institutions peu regardantes sur les moyens employés une méthode commode pour faire régner le calme...

Son utilisation est désormais sévèrement réglementée aux États-Unis : elle ne peut être appliquée qu'après prescription médicale, dans un but thérapeutique précis (par exemple la réhydratation), et pour une courte période. En outre, il est imposé de détacher le patient régulièrement pour le faire marcher.

On retiendra qu'il est envisageable qu'un malade soit physiquement, ou chimiquement, entravé si son intérêt le commande impérieusement, mais il est totalement inadmissible que cette contention soit appliquée de manière systématique, durable ou permanente.

Les locaux

Ce n'est que depuis peu qu'on s'intéresse à l'architecture des établissements destinés à recevoir des personnes âgées. D'intéressantes et audacieuses démarches ont été tentées dans des maisons ou appartements thérapeutiques récemment ouverts, contrastant avec les étranges audaces de l'Assistance publique rénovant certains services vétustes en instaurant des couloirs circulaires rendant impossible, même chez le bien-portant, l'exercice du sens le plus élémentaire de l'orientation.

La chambre du malade, d'abord. C'est le dernier refuge de son identité, une identité, on le sait, durement menacée par la pathologie. Il est important de l'aménager au mieux, en essayant de *diversifier* et *densifier* la place disponible.

>> Diversifier en distinguant l'espace privé autour du lit, réservé aux objets intimes, de l'espace semi-public où viennent les visiteurs et sont servis les repas.

>> Densifier en décorant l'espace, forcément restreint, d'objets riches par leur présence ou leur puissance évocatoire (sans tomber dans la chapelle aux souvenirs ni dans le garde-meuble). Des végétaux occupent une place particulière, non seulement pour embellir, mais aussi parce qu'une plante a besoin qu'on s'occupe d'elle, qu'on la touche. Des animaux familiers (poissons, oiseaux) sont bienvenus si possible. Quel agrément quand on ne dispose plus de la ressource d'en voir dehors !

L'espace commun ensuite. Un souci particulier doit animer ceux qui conçoivent des centres d'accueil. Une personne contrainte, du fait de sa mobilité réduite, à garder souvent la chambre, doit bénéficier d'une facile perception de ce qui se passe au-dehors, allées et venues du personnel soignant, des visiteurs. Il est intéressant pour cela que les chambres aient accès directement sur un espace commun, avec des parois de séparation mobiles pouvant être ouvertes ou fermées en fonction des besoins. Pour ceux qui peuvent se déplacer, des repères d'orientation commodes, des cheminements aménagés, des endroits de repos, des lieux de rencontre et de conversation, et bien sûr un jardin, intérieur ou extérieur.

Un coût difficile à évaluer

Entre les prix de journée annoncés avec ou sans soins médicaux, avec ou sans frais de « nursing » (couches, toilette, etc.), avec les remboursements, les allocations, les compléments variables selon la situation et la couverture sociale, la commune, le département, la région, le statut de l'établissement envisagé, il y a encore de quoi se perdre malgré la simplification opérée par la création de l'APA, et même pour celles ou ceux qui font profession de ces questions. Voici ce qu'écrivait un numéro récent du *Journal de l'Action sociale* (n° 78) sur la tarification des maisons de retraite.

« Pour la seule réforme de la tarification qui intègre explicitement le souci de qualité, il n'y a pas moins de neuf lois auxquelles il faut se référer, neuf décrets, trente arrêtés et circulaires (deux kilos de consignes s'il vous plaît !). En outre, ce qui est dit n'est pas toujours intelligible, ni cohérent, ni stable dans la durée. La tentation est donc forte, face à cette multiplication de directives, d'attendre la parution de la prochaine, d'autant plus facilement que la règle qui semble prévaloir depuis 1997 est celle du chaud et du froid, de l'ordre et du contre-ordre. Pour les DDASS, comme pour les conseils généraux, les opérationnels des établissements, les familles et les résidents, comprendre est devenu un sport de haut niveau. »

Une chose est claire : la recherche et le choix d'un établissement passent par un état des lieux préalable des revenus et aides disponibles, si possible avec le conseil d'un professionnel habitué à ces questions. Le guide pratique qui suit a pour objet de rassembler les informations essentielles et d'initier le néophyte, tant que faire se peut, au vocabulaire utilisé.

Guide des démarches administratives et juridiques

Étonnantes sociétés dites développées. D'un côté on cherche par tous les moyens à allonger la durée de vie — et l'on n'y arrive somme toute pas si mal : dans la décennie à venir, l'espérance de vie devrait encore croître de plusieurs années, jusqu'à dépasser quatre-vingt-six ans pour une femme à la naissance en 2020 (quatre-vingt-quatre pour un homme) ; de l'autre, on semble s'étonner des conséquences sanitaires et sociales d'un tel effort. Mais le fait est incontestable : le grand âge est le facteur de risque le plus sérieux de maladie d'Alzheimer, ou simplement de difficultés intellectuelles empêchant de mener une vie « normale ». Un septuagénaire sur dix, un octogénaire sur cinq sont gênés par des symptômes pouvant conduire d'autant plus facilement à la dépendance que nos objets quotidiens — Internet, Minitel, téléphones portables, cartes et portes à codes, ordinateurs automobiles, électroménager programmable, centres commerciaux gigantesques, dédales d'échangeurs routiers et de zones urbaines s'étendant sans cesse — exigent de plus en plus de performances intellectuelles et cognitives. Tout cela fait le lit de nouvelles inégalités sociales. Le calcul est rapide : le coût du maintien d'une personne dépendante en institution est de quatre fois supérieur au minimum vieillesse. La sélection ne se fait donc pas seulement par l'argent — les classes moyennes sont largement touchées — mais par la maladie et aussi par les hasards de la géographie. On comprend les appels pressants de nombreux professionnels de l'action sociale à ce que le problème, pour une fois, fasse l'objet d'un traitement anticipé.

Le sanitaire et le social

Il existe dans toute société des problèmes sanitaires, c'est-à-dire des problèmes de santé publique, et des problèmes sociaux.

Donner les moyens à un malade de se guérir d'une affection relève de l'aide sanitaire.

Contribuer au bien-être d'une personne dans le besoin relève de l'assistance sociale.

De nombreuses maladies sont aux frontières du sanitaire et du social. C'est particulièrement le cas de la maladie d'Alzheimer, qui met ceux qu'elle touche dans un état de dépendance croissante. Aider quelqu'un à faire sa toilette parce que son cerveau n'est plus capable de commander les gestes adéquats, est-ce du sanitaire ou du social ? Les deux sont liés. Pourtant dans notre pays, les compétences des différents services, nationaux, régionaux, départementaux, cantonaux, communaux, sous tutelle de l'État ou décentralisés, de droit public ou privé, ne sont pas toujours clairement définies, et parfois artificiellement séparées. Le même problème peut être traité par plusieurs organismes à la fois, ou par aucun, ou par un organisme qui n'en a théoriquement pas la compétence, mais s'en occupe parce qu'un autre ne le fait pas. On comprend comment l'enquête du parent d'alzheimérien, visant à évaluer l'ensemble des prestations auxquelles le malade a droit, s'apparente parfois à un cauchemar kafkaïen, assorti d'une jonglerie étourdissante sur les abréviations et sigles. Il arrive aux personnels communaux des bureaux d'aide sociale[1] de ne pas s'y retrouver.

---

1. Désormais appelés Centres communaux d'action sociale (CCAS).

Aussi est-il conseillé de faire appel à une femme ou un homme du métier, c'est-à-dire un(e) assistant(e) social(e), soit par l'intermédiaire d'un service hospitalier de gériatrie, soit à l'occasion des permanences hebdomadaires instituées dans les mairies.

Les DAS et les DDASS

La politique suivie par notre pays en matière d'aide médicale et sociale est élaborée par la Direction des affaires sanitaires et sociales (DASS) du ministère des Affaires sociales.

La DASS comprend des délégations régionales (DRASS), chargées de coordination, en particulier en matière d'équipements, et des délégations départementales (DDASS), chargées d'actions sanitaires et sociales. Ces dernières sont placées sous l'autorité des préfets. Le directeur est un employé du ministère. Un médecin-inspecteur joue le rôle de conseiller technique.

Depuis la loi de décentralisation de 1983 toutefois, une partie des compétences de ces organismes a été transférée aux Conseils généraux des départements, qui possèdent désormais leur propre « DAS » (Direction aux affaires sociales), ou « DSS » (Direction des services sociaux[2]).

De tels jeux de sigles, avec la confusion possible DDASS/DAS, sont évidemment indignes d'une administration qui s'est engagée, à la suite de nombreux rapports, à plus de transparence et de clarté. Ils ne s'expliquent que par une volonté inconsciente de l'administration d'user jalousement d'un pouvoir qui ne lui appartient pourtant pas dans un pays démocratique, et ce grâce au moyen détourné d'un avantage de discours. Retenons, pour simplifier les choses en matière de services et d'établissements de soins :

>> aux DDASS et DRASS, dépendant de l'État, les compétences en matière sanitaire : si l'on a à se plaindre de la façon dont on a été soigné dans un établissement ou par un service (public ou privé), c'est à

___

2. Exemples : la DSS du Calvados, la DAS-SMA (Seine-et-Marne).

l'État, donc à son représentant dans le département, le préfet, qu'il convient de s'adresser (par l'intermédiaire de sa DDASS) ;

>> aux DAS ou DSS départementales les compétences en matière sociale : si l'on veut se plaindre d'un problème de tarif, d'agrément, ou même simplement de confort dans un établissement, c'est le Conseil général qu'il faut toucher (par l'intermédiaire de sa DAS) ; ce sont les Conseils généraux qui ont reçu la gestion de l'APA (voir plus loin).

Tous ces services donnent des renseignements sur les établissements susceptibles d'accueillir les malades d'Alzheimer, en particulier grâce au fichier FINESS (Fichier national des établissements sanitaires et sociaux) remis à jour chaque année. Leurs actions sont parfois coordonnées, parfois complémentaires, parfois concurrentes. Il est donc prudent de s'adresser systématiquement aux deux, ainsi qu'aux « CLIC » (Centres locaux d'information et de coordination) présents dans les établissements hospitaliers. À noter : l'usage de plus en plus fréquent d'Internet pour dispenser l'information pratique.

Remboursements des soins et médicaments

Dans chaque département existe une Caisse primaire d'assurance maladie (CPAM), organisme privé à but non lucratif, alimenté par les cotisations des employeurs et employés du département, dont les administrateurs sont des représentants des cotisants. Les budgets et règlements de ces CPAM sont supervisés par la Caisse nationale d'assurance maladie (CNAM), organisme public décideur, et le haut Comité médical de la Sécurité sociale, consultatif. C'est toujours à une caisse primaire que l'assuré a affaire pour le règlement des dossiers.

La maladie d'Alzheimer figure parmi les trente groupes d'affections « longue durée » donnant lieu à l'exonération du ticket modérateur, c'est-à-dire au remboursement à 100 % des dépenses de soins et de médicaments *liés à la maladie*.

La reconnaissance passe par une procédure d'examen conjoint :

>> le médecin traitant remplit un protocole de quatre pages, adressé au médecin-conseil de la CPAM certifiant que le malade entre dans la catégorie n° 23 des affections citées (psychose, trouble grave de la personnalité, arriération mentale) qui inclut toutes les formes de démence ; la rémunération pour ce travail est de deux fois et demie le tarif d'une consultation habituelle ;

>> le médecin-conseil se prononce d'emblée ou convoque le malade pour vérifier le diagnostic ; en cas de désaccord, un recours peut être déposé par la famille à la caisse ; en cas d'accord, les deux médecins s'entendent sur le contenu d'un traitement ; la caisse envoie un ordonnancier et des étiquettes spéciales à la famille ; seuls les médicaments et soins figurant dans le traitement de la maladie sont exonérés de ticket modérateur ; ainsi des antibiotiques pour soigner une angine ne seront pas remboursés à 100 %, mais au taux normal.

Même si les traitements médicamenteux de la maladie d'Alzheimer sont rares et ne sont dispensés que dans le cadre d'un protocole hospitalier, cette procédure est intéressante pour le remboursement des consultations ou de bilans médicaux, de certains actes para-médicaux (kinésithérapie, orthophonie, etc.), de la location ou de l'achat d'appareillage médical : lit clinique, matelas anti-escarres, fauteuil percé, cannes, fauteuil roulant, etc. De plus, le remboursement à 100 % est étendu pour les affections nécessitant une hospitalisation de plus de trente jours, dès le 31e jour.

Enfin, le fait d'être reconnu en affection longue durée dispense généralement de rembourser un crédit en cours, l'assurance incapacité obligatoirement souscrite au moment de la signature du contrat prenant le relais, et permet au conjoint de toucher une éventuelle prime d'assurance-vie du vivant du malade. Les modalités de reconnaissance varient selon les compagnies. Il faut se renseigner.

Établissements hospitaliers

Outre les possibilités d'hospitalisation à domicile déjà évoquées, il existe quatre types de services hospitaliers :

>> les services de médecine aiguë (médecine, chirurgie, obstétrique), accueillant les malades pour de courts séjours, rarement plus d'un mois ;

>> les services de moyen séjour, hébergeant les convalescents jusqu'à trois mois, destinés à pratiquer une rééducation ;

>> les services de long séjour (USLD, unités de soins de longue durée), destinés à garder les malades ou personnes dépendantes pendant une durée indéterminée, généralement jusqu'à leur mort ;

>> les services de psychiatrie, hébergeant les malades pour une durée indéterminée, généralement courte.

En court, moyen séjour et en psychiatrie, la prise en charge pour les soins est de 100 %, un « forfait journalier » d'environ 12 € restant dû, à moins que le malade ne bénéficie d'une « aide médicale hospitalière » par l'intermédiaire de l'Aide sociale du département ou de sa mutuelle ; le ticket modérateur peut également être pris en charge par la Couverture maladie universelle (CMU) en fonction d'un plafond de ressources.

En long séjour en revanche, la tarification se décompose en deux : un « forfait soins » couvrant les dépenses de médecine et de pharmacie, pris en charge à 100 % pour tout assuré social, un « forfait hébergement » pour les frais de nourriture et de logement, restant à la charge du malade, qui peut avoir recours à l'Allocation personnalisée d'autonomie (APA) ou à l'Aide sociale (voir ce mot). La part de l'un et l'autre est définie par arrêté préfectoral (environ 30 € par jour pour les soins, 60 € pour l'hôtellerie).

Établissements spécialisés
et « pensions de famille »

La loi du 30 juin 1975 est claire : « Sont considérés comme des institutions sociales ou médico-sociales tous les organismes qui, à titre principal et de manière permanente, hébergent des personnes âgées. » L'ouverture ou l'agrandissement d'une telle maison est subordonné à une autorisation administrative, délivrée par le président du Conseil général, en fonction de l'avis d'une commission régionale, la CRISM[3], qui se prononce sur un dossier technique garantissant que certaines normes de confort et de sécurité sont respectées, et d'une étude d'opportunité réalisée par les services sociaux départementaux (Conseil général). De nombreux textes se sont ajoutés depuis. La dernière modification importante du Code de l'action sociale et des familles a été apportée par la loi du 2 janvier 2002 fixant des normes de qualité pour les établissements.

La terminologie a été simplifiée puisqu'on distingue désormais trois catégories de structures :

>> Les maisons de retraite médicalisées, offrant un lieu d'hébergement, dotées de services collectifs et d'une surveillance médicale. Le prix de journée peut être légèrement inférieur à celui pratiqué dans les longs séjours, mais reste élevé (au moins 2 500 € par mois) et peut être très élevé dans certains établissements de luxe. La participation de l'Aide sociale (voir plus loin) peut être sollicitée à condition que l'établissement soit conventionné par celle-ci. Il y a trois statuts différents : public autonome, géré par un conseil d'administration, privé non lucratif, géré par une association, et privé lucratif, géré par une société privée.

>> Les foyers, destinés à des personnes valides, sont constitués de studios autonomes et dotés d'un certain nombre de services collectifs communs : salle de restauration, service de soins, téléalarme, etc. Là encore, le statut varie : communal, cantonal, associatif...

---

3. Commission régionale des institutions sociales et médico-sociales.

>> Les unités de soins de longue durée (USLD), anciennement centres de long séjour ou maisons de cure médicale, sont destinées aux personnes âgées invalides dont l'état de santé nécessite une surveillance médicale et des soins continus.

Enfin, à côté des établissements autorisés subsistent des établissements fonctionnant plus ou moins dans la légalité et donnant de ce fait du fil à retordre aux services sociaux : ces maisons, hôtels ou « pensions de famille » répondent en effet à la demande de services à bas prix d'une population pauvre, et le problème ne peut se régler par une opération coup de poing laissant les pensionnaires sur le trottoir au petit matin ; la solution passe ou bien par un accord à l'amiable sur base d'amnistie et de bonnes résolutions, ou bien par un patient travail de reclassement avant la fermeture autoritaire, décidée par le président du Conseil général et/ou le préfet.

Le répertoire national des établissements (fichier FINESS) régulièrement mis à jour facilite désormais les recherches des familles, il peut se consulter sur le site de la DREES : www.sante.gouv.fr/htm/publication/ind_drees.htm

Établissements médicalisés

Un malentendu règne sur l'adjectif « médicalisé ».

Du point de vue administratif, il y a des établissements habilités à posséder une section de cure médicale, et d'autres qui ne le sont pas.

Les premiers obtiennent leur habilitation en négociant une convention avec la caisse d'assurance-maladie, portant sur l'équipement et le personnel médical. Ils bénéficient en retour d'une dotation particulière, versée par la Sécurité sociale, d'environ 20 € par lit, supposée couvrir les soins courants, actes infirmiers, honoraires de surveillance médicale, soins de kinésithérapie, médicaments, analyses classiques. Le malade n'a rien à débourser à ce titre, sauf urgence nocturne ou soins exceptionnels, qu'il paie et se fait rembourser selon le régime habituel de l'assurance-maladie.

Le forfait versé par la Sécurité sociale est évidemment très modeste par rapport aux soins couverts. Aussi les établissements de cure médicale sont-ils en majorité publics, les privés ayant intérêt à travailler selon des principes plus libéraux : le malade fait appel aux praticiens et aux soignants de son choix, et se fait rembourser ensuite, comme s'il vivait à son propre domicile. La plupart des établissements, toutefois, ont des conventions avec des médecins et personnels des environs, qui viennent régulièrement ou disposent d'un cabinet sur place ; le malade est facturé à l'acte ; une surveillance quasi systématique peut ainsi être assurée sans les inconvénients de l'habilitation.

Le fait qu'un établissement ne soit pas habilité à posséder un secteur de cure médicale ne signifie donc pas qu'il n'est pas correctement « médicalisé ». Toutefois pour héberger des pensionnaires alzheimériens, il est préférable qu'un gériatre au moins figure dans l'organigramme de direction, garant de la conception et de l'application d'un programme thérapeutique cohérent.

Enfin, certains établissements seulement sont habilités à recevoir des bénéficiaires de l'Aide sociale (voir paragraphe suivant) sur la base d'une convention passée avec le Conseil général. Dans quelques départements cette possibilité reste réservée aux institutions publiques. C'est évidemment un point à prendre en considération dans les démarches.

Les tarifs

Il y a deux types de dépenses :

>> les dépenses de soins : elles sont prises en charge à 100 % quel que soit l'établissement, toutefois le malade ou sa famille devront avancer les frais dans beaucoup d'établissements privés ;

>> les dépenses d'hébergement, toujours à la charge du malade (soutenu le cas échéant par l'APA), avec différents tarifs (valide, invalide) et suppléments dépendance (linge, soins, couches).

Les prix sont fixés par l'établissement s'il fonctionne sur le principe libéral, par les services du Conseil général pour une section de cure médicale.

Il y a intérêt, lors d'une visite, à demander un exemplaire du contrat que la maison demande à ses pensionnaires de signer, et à se faire expliquer les tarifs et leurs critères d'application. On fondera ensuite ses calculs prévisionnels sur le tarif « invalide », appliqué en cas de dégradation de l'état du malade.

Pour fixer les idées, les dépenses mensuelles d'hébergement s'étagent de 1 500 à 4 000 € par mois, voire plus dans certains lieux luxueux, la moyenne se situant entre 2 500 et 3 000 €. C'est très cher, on le voit, sachant que le minimum vieillesse perçu par un retraité en 2004 dépasse à peine 600 €. Pour les couples cela peut même créer des situations désastreuses, le conjoint restant à l'extérieur n'ayant plus rien pour vivre. Les services sociaux arrivent à « bricoler » des arrangements de subsistance dans certains cas, mais cette situation fréquente de détresse n'est toujours pas prise en compte par la collectivité nationale.

La carte d'invalidité

C'est une pièce importante à obtenir car elle donne de nombreux avantages sociaux et ouvre droit à certaines allocations. Elle peut être attribuée à toute personne dont le taux d'incapacité est estimé supérieur ou égal à 80 %. La demande doit être faite au bureau d'aide sociale de la mairie. Elle est soumise à examen par une commission départementale, la COTOREP[4] ou la CAAS[5] selon que le malade est encore dans la vie professionnelle ou non.

La carte d'invalidité donne droit à :

\>\> des avantages fiscaux à la personne invalide (abattement d'impôt), ou à celle qui la prend en charge (demi-part) ;

\>\> des dégrèvements sur la taxe d'habitation et la taxe foncière ;

---

4. Commission technique d'orientation et de reclassement professionnel, constituée de médecins, techniciens et administratifs, dépendant de la DASS État.
5. Commission d'admission à l'aide sociale pour les personnes ne travaillant plus, dépendant de la DASS département.

>> l'exonération de la taxe télévision et de la vignette automobile ;

>> une réduction fiscale pour l'emploi d'une tierce personne ;

>> de nombreux avantages pratiques (priorité dans les transports, places de stationnement, etc.).

Les familles se plaignent souvent de la façon dont sont évalués les taux d'invalidité. Les médecins des COTOREP, en effet, se basent sur un guide-barème extrait du Code des pensions militaires, conçu pour quantifier l'invalidité motrice plutôt que mentale. Tout ce qui peut ressembler à une blessure de guerre est compté au taux fort. Ainsi, pour les mêmes handicaps — impossibilité de se laver, de s'habiller ou de se nourrir seul par exemple —, la commission peut attribuer une note différente selon l'origine de l'infirmité...

N'hésitez pas à exercer les différentes formes de recours en cas de refus (à l'amiable d'abord, puis auprès de la DRASS ou du Secrétariat d'État aux personnes âgées [6]).

Allocation personnalisée d'autonomie (APA)

Nous avons déjà évoqué l'APA dans les chapitres sur la vie quotidienne à domicile et en établissement. Cette allocation s'applique en effet universellement depuis le 1er janvier 2002, remplaçant la prestation spécifique dépendance (PSD) qui présentait l'inconvénient d'être remboursable sur la succession, ce qui n'est pas le cas de l'APA.

Le dossier de demande peut être retiré en différents lieux, notamment auprès d'un Centre communal d'action sociale, d'un service d'aide à domicile agréé, des services du Conseil général ou d'un « CLIC » (Centre local d'information et de coordination). Le degré de perte d'autonomie est évalué par une équipe médicale au moyen de la grille AGGIR (voir encadré, p. 215), qui permet de classer les demandeurs en fonction des aides dont ils ont besoin. Pour bénéficier de la prestation, il faut être classé dans les niveaux 1 à 4 ; les personnes

---

6. 100, avenue Raymond-Poincaré 75016 Paris. Tél. : 01 40 67 88 88.

des groupes 5 et 6 prennent en charge elles-mêmes leur dépendance ou bénéficient de l'aide ménagère du Conseil général ou de leur caisse de retraite.

Montant de l'APA en 2003 :

Groupe 1 : 1 106,77 € ;

Groupe 2 : 948,66 € ;

Groupe 3 : 711,50 € ;

Groupe 4 : 474,33 €.

Face à une situation d'urgence d'ordre médical ou social, le président du Conseil général peut attribuer l'APA à domicile pendant 3 mois à titre provisoire avec un montant forfaitaire (550 € env.). La même disposition s'applique en établissement avec un montant différent.

L'Aide sociale

C'est une aide destinée aux personnes ayant des ressources insuffisantes pour obtenir les prestations nécessitées par leur état. Elle est prélevée sur le budget du département et allouée par une commission dépendant de la DAS, la Commission d'admission à l'aide sociale et peut prendre plusieurs formes. Il s'agit dans la plupart des cas d'un prêt, recouvré sur les biens immobiliers du demandeur par le biais d'une hypothèque ou sur la succession. Une contribution familiale, dite « obligation alimentaire », est exigée du conjoint, éventuellement des enfants et petits-enfants en fonction des ressources, avec saisine de l'autorité judiciaire en cas de refus de paiement.

La procédure d'admission est la même pour toutes les formes d'aide sociale : dépôt de la demande en mairie, au Centre communal d'action sociale (CCAS), constitution d'un dossier avec enquête sociale du CCAS, avis motivé du maire sur le dossier, transmission à la DAS ou DSS du département, instruction par les services compétents, examen et décision par la CAAS[7]. Les sommes versées ou prestations fournies

---

7. Commission d'admission à l'aide sociale.

La grille AGGIR

Variables discriminantes

N°	Variables Discriminantes	Dépendance physique et psychique		Évaluation		
				A	B	C
1	**Cohérence**	Converser et se comporter de façon sensée par rapport aux normes admises				
2	**Orientation**	Se repérer dans le temps (jour et nuit, matin et soir), dans les lieux habituels...				
3	**Toilette**	Faire seul, habituellement et correctement, sa toilette du haut et du bas du corps	**Haut**			
			Bas			
4	**Habillage**	S'habiller seul, totalement et correctement	**Haut**			
			Moyen			
			Bas			
5	**Alimentation**	S'alimenter seul et correctement	**Se servir**			
		On considère que les aliments *sont déjà préparés*	**Manger**			
6	**Élimination**	Assure seul et correctement l'hygiène de l'élimination	**Urinaire**			
			Anale			
7	**Transfert**	Se lève (du lit, du canapé, du sol), se couche et s'assoit seul				
8	**Déplacement Intérieur**	Pouvoir se déplacer seul à l'intérieur (éventuellement avec canne, déambulatoire ou fauteuil roulant)				
9	**Déplacement Extérieur**	Pouvoir se déplacer seul à l'extérieur en tenant compte de l'environnement : obstacles, escaliers, transports en commun				
10	**Communication à distance**	Utilisation des moyens de communication (téléphone, alarme, sonnette) dans le but d'alerter				

sont toujours déterminées à partir de l'évaluation des ressources disponibles. En cas d'urgence, le maire du lieu de résidence est habilité à décider de l'admission à l'Aide sociale au nom du président du Conseil général à titre provisoire, en attendant que le dossier soit traité...

AIDES POUR LE MALADE À DOMICILE

>> allocation simple (environ 240 €/mois) pour ressources insuffisantes ;

>> allocation représentative de services ménagers (60 % du coût) ou aide ménagère en nature (30 heures par mois pour une personne seule, 48 heures pour un couple) ;

>> majoration compensatrice de tierce personne pour personne ayant la carte d'invalidité et ayant recours à un tiers dans les actes quotidiens de la vie (env. 930 €/mois) ;

>> aide médicale à domicile (généralement pour les malades d'Alzheimer qui bénéficient du remboursement à 100 %).

AIDE POUR LA GARDE À DOMICILE

Versée par la Caisse nationale d'assurance vieillesse (CNAV), cette prestation peut être utilisée à l'occasion d'une sortie d'hôpital, en cas de maladie. La participation s'élève à 80 % des dépenses engagées, sous un plafond d'environ 1 200 € pour une personne seule (2 400 pour un couple).

AIDE MÉDICALE EN CAS D'HOSPITALISATION

Prise en charge totale ou partielle du prix de journée.

AIDE À L'HÉBERGEMENT

Prise en charge des frais de séjour dans un établissement habilité à recevoir des bénéficiaires de l'aide sociale, moyennant une participation financière des intéressés ; la personne placée est tenue d'affecter 90 % de ses ressources au remboursement, les 10 % restants étant considérés comme son « argent de poche », avec un minimum de 10 % du minimum vieillesse, soit environ 60 €/mois ; toutefois dans le cas d'un placement provisoire, il est généralement admis de laisser à la personne 50 % de ses ressources pour s'acquitter des charges courantes de son domicile.

Un système contesté

L'Aide sociale, et ses modalités de recouvrement, soulèvent bien des controverses.

Si le principe de manifester de manière sonnante et trébuchante la solidarité familiale n'est critiqué par personne, le fait d'ouvrir chaque mois son portefeuille pour payer la maison de retraite du grand-père est parfois mal ressenti. De plus, les assises juridiques du système ne sont pas bien établies. Les commissions fixant la répartition des contributions n'ont pas compétence pour le faire. Il s'ensuit de longs détours par le tribunal d'instance. Certes le bénéficiaire profite des sommes allouées dès l'ouverture de ses droits par la commission, le Conseil général assurant l'avance, mais avec la culpabilité de pourrir l'ambiance familiale.

D'autre part les familles françaises sont assez chatouilleuses sur tout ce qui touche aux successions. Certains préfèrent mourir dans la misère plutôt que déclencher l'appel à l'Aide sociale par peur de « léser » leurs héritiers, lesdits héritiers se chargeant d'ailleurs parfois de le leur faire sentir.

Enfin, l'aide à l'hébergement a parfois des conséquences dramatiques quand elle s'applique à l'un des deux conjoints vivants, car les ressources du ménage sont supposées vouées à la contribution, et la personne se retrouvant seule n'a pour vivre que ce que lui laisserait une « pension de réversion » en cas de décès, c'est-à-dire les 54 % de la retraite[8]. Des compléments peuvent être apportés par les commis-

---

8. Toutefois rehaussée au minimum vieillesse si elle lui est inférieure.

sions sociales départementales sur appréciation des charges restantes, mais il n'y a aucune règle. La situation est plus délicate encore quand les deux conjoints sont en concubinage, et ne peut se résoudre que moyennant un peu de compréhension de la part des fonctionnaires du département.

On pourrait en conclure qu'il vaut mieux être soit très riche soit très pauvre pour avoir la maladie d'Alzheimer dans notre pays. Effectivement, quand on est très riche, on peut s'offrir les quelques maisons de luxe récemment ouvertes pour personnes âgées dépendantes ; quand on est très pauvre, on bénéficie d'un placement dans un long séjour public ; entre les deux des situations insoutenables se présentent : ainsi ce couple d'employés ayant travaillé et cotisé toute leur vie, obligés d'hypothéquer la petite maison payée à crédit pendant vingt-cinq ans et vivre dans le dénuement avec la honte supplémentaire d'être tenus pour des assistés.

Certes, l'Allocation personnalisée d'autonomie est venue soulager le sort de plusieurs centaines de milliers de personnes dans la dépendance et marquer ainsi la solidarité de la Nation avec sa population âgée. Mais il est sans doute difficile d'aller plus loin, d'une part parce que l'augmentation des charges sociales des individus actifs et des entreprises ne semble pas à l'ordre du jour ; d'autre part parce qu'un excès de solidarité nuit en quelque sorte à la solidarité : ainsi à l'heure actuelle, l'absence de solution toute prête motive dans de nombreux cas les familles et les équipes soignantes à faire preuve d'imagination et de bienveillance afin de maintenir un parent semi-dépendant dans son entourage familier ; un placement automatique et gratuit en maison médicalisée après expertise serait une façon certes très efficace, mais très égoïste de poser le problème, pouvant amener à la constitution de véritables ghettos. Devant ces difficultés insolubles, les assurances et mutuelles proposent un nombre croissant de formules destinées à couvrir le risque de prise en charge pour dépendance par une cotisation régulière tout au long de la vie professionnelle.

Et si le malade travaille encore

Un fonctionnaire (État, collectivités territoriales) peut bénéficier d'une procédure spécifique pour maladie de longue durée. Après avis d'un médecin expert et approbation d'un comité départemental, le malade conserve son traitement pendant trois ans, puis demi-traitement pendant deux ans, puis passe en « réforme » et enfin en retraite à partir de soixante ans.

Dans le régime général de la Sécurité sociale, la personne touche les indemnités journalières d'arrêt maladie (environ la moitié du salaire) pendant trois ans maximum, reçoit ensuite, jusqu'à l'âge de la retraite, une « pension d'invalidité » si elle a cotisé suffisamment d'années, ou bénéficie dans le cas contraire d'une « allocation adulte handicapé » dépendant de ses ressources.

Autres avantages et allocations

>> *Exonération des charges patronales* : pour toute personne employant une personne à domicile, en fonction d'un plafond de ressources (environ 1 100 € par mois pour une personne seule, 2 000 pour un couple).

>> *Allocation représentative de services ménagers* : en cas d'absence de ce service dans la commune, ou si ce service est insuffisant, ou si la personne préfère choisir elle-même celle qui l'aide ; l'allocation représente 60 % du coût.

>> *Allocation logement familiale* : pour personne ayant à charge un ascendant de plus de soixante-cinq ans (ou de soixante ans inapte au travail) ou un ascendant, descendant, collatéral invalide à 80 % reconnu par la COTOREP[9], ou pour personne reconnue invalide à 80 % locataire ou en accession à la propriété ou effectuant des travaux de réaménagement, ou pour résident de foyer-logement à titre payant

---

9. Commission technique d'orientation et de reclassement professionnel, constituée de médecins, techniciens et administratifs, dépendant de la DASS État.

ou pris en charge par l'Aide sociale. L'allocation logement est versée sur demande par la Caisse d'allocations familiales, selon une formule établie au cas par cas, dépendant des ressources du demandeur qui doivent être inférieures à un certain plafond.

>> *Aide personnalisée au logement* pour personne disposant de ressources inférieures ou équivalentes au minimum vieillesse.

>> *Aide à l'amélioration de l'habitat :* cette subvention de la Caisse nationale vieillesse permet de financer, chez les personnes retraitées, la réalisation de travaux d'aménagement et/ou d'adaptation de leur logement pour contribuer à leur maintien à domicile.

>> *Des allocations ou avantages particuliers* existent selon la région, le département, la commune… et l'époque, fonction de décisions circonstancielles d'élus : soins à domicile, garde à domicile, portage des repas, hébergement temporaire (moins de trois mois en cas de vacances ou de conjonctures particulières), etc. Des associations ici ou là s'appliquent à compenser les insuffisances. Les habitants de grandes villes comme Paris sont ici très favorisés. L'information complète, centralisée par les Conseils généraux et grandes mairies, est disponible dans les « CLIC » ou points Émeraude des hôpitaux.

La plupart des caisses de retraite complémentaire prévoient des prestations particulières pour leurs adhérents dans la dépendance. On se renseignera directement auprès des organismes dont on dépend.

Précautions et recours

La plupart des institutions réservées aux personnes âgées ont l'expérience et le respect de la détresse, mais ce n'est pas le cas de toutes. Pas une année ne s'écoule sans qu'une affaire de mauvais traitements ne soit révélée par les médias. Quelques conseils de « défense du consommateur » ne sont pas inutiles.

>> Les tarifs sont en général à options, avec un montant de base et des suppléments. N'hésitez pas avant de vous engager fermement à rentrer dans les détails pratiques. Envisagez les différents scénarios

d'évolution du malade. Posez franchement la question : « Et s'il devient dépendant ? »

>> Lisez attentivement le règlement intérieur de l'établissement. En signant l'admission, vous vous engagez à le respecter.

>> En cas de soupçons de mauvais traitements médicaux (malade abruti par des médicaments par exemple), prenez contact avec le médecin de l'établissement pour essayer de comprendre ce qui se passe, et si vous n'êtes pas convaincu, adressez-vous à la DDASS État dont l'antenne départementale est en préfecture, ou au procureur de la République.

>> En cas de problèmes d'hygiène, de nourriture, de confort, prévenez la DAS ou DSS départementale au Conseil général.

Que faire en cas de renvoi ?

Le problème qui se pose est celui d'une personne acceptée en bonne santé dans une maison, renvoyée sous prétexte que son état s'aggrave ou dérange, ou refusée à son retour d'hospitalisation. Il n'y a guère de recours sur le fond. Les familles sont en effet invitées à prendre connaissance, dès l'admission, du règlement intérieur dont un article mentionne cette éventualité. Sauf cas rare où l'institution déclare dans sa vocation de recevoir des malades d'Alzheimer, on ne peut donc qu'accepter. Toutefois plusieurs précautions peuvent être prises pour que les choses se passent le moins mal possible.

>> Demander à l'établissement de produire une justification médicale de la part d'un médecin inspecteur de la Santé publique.

>> Demander à l'établissement de prendre contact avec les services sociaux du département (DAS ou DSS département), le faire soi-même si ce n'est pas fait, afin de proposer d'autres possibilités de placement. Dans certains cas l'intervention de la DAS a d'ailleurs un effet redresseur sur la décision.

>> Enfin, en cas d'atteinte aux droits du malade ou de traitements inhumains (voir en annexe de ce livre la charte du patient dépendant),

avertir la DDASS État en vue de déposer plainte en justice (auprès du tribunal d'instance du domicile ou de l'établissement).

Que faire en cas de non-réintégration après hospitalisation ?

La plupart des règlements intérieurs d'établissements prévoient que le pensionnaire est tenu d'acquitter le forfait hôtelier pendant trois semaines en cas d'hospitalisation, période pendant laquelle son lit lui reste réservé. Au-delà, le forfait n'est plus dû mais l'établissement peut occuper le lit. Il est vivement recommandé aux familles de discuter de cette éventualité lors de l'admission, et d'exiger d'être prévenues *avant* hospitalisation. Une hospitalisation d'urgence est un moyen efficace de se débarrasser d'un pensionnaire indésirable.

Le refus de réintégrer un malade dans les trois semaines d'une hospitalisation est passible de poursuites (s'adresser au tribunal d'instance).

CHECK-LIST DES PROCÉDURES À SUIVRE

Maintien à domicile

• *Y a-t-il un service hospitalier de gériatrie dans le secteur, pratiquant l'hospitalisation à domicile ? Vous le saurez en interrogeant le médecin traitant ou la DDASS dans la préfecture de votre département. Si oui, consultez l'assistante hospitalière du service afin de procéder à une étude des besoins et à la mise en place du dispositif. Sinon, il va falloir le faire vous-même en vous appuyant sur les nombreuses aides disponibles dans le secteur :*

• *Existe-t-il une association se donnant pour tâche d'aider les personnes comme vous dans la difficulté ? Vous le saurez en interrogeant France Alzheimer ou l'une de ses délégations départementales, un CLIC départemental (Centre local d'information et de coordination) ou point Émeraude d'un service hospitalier.*

• *Consultez le bureau d'aide sociale de la mairie du domicile sur les différentes prestations fournies dans la commune. Un entretien avec l'assistante sociale lors de sa permanence hebdomadaire est généralement fructueux.*

• *Faites une demande de carte d'invalidité auprès de la mairie. Elle donne droit, notamment, à plusieurs avantages fiscaux.*

• *Interrogez les caisses de retraite principale et complémentaires du malade sur les possibilités d'aide supplémentaire qu'elles offrent.*

• *Consultez également la caisse d'allocations familiales.*

• *Envisagez la question de la protection des biens du malade (sauvegarde, curatelle, tutelle).*

Placement en institution

• *Ne décidez le placement en institution qu'en étant sûr d'avoir épuisé les possibilités d'aide médicale et sociale du secteur. Interrogez à ce sujet le médecin traitant ou le gériatre.*

• *Obtenez la liste des établissements autorisés du département auprès des services sociaux du Conseil général.*

• *Demandez aux caisses d'assurance vieillesse et complémentaires dont dépend le malade si elles possèdent des établissements ou des places réservées dans certains établissements.*

• *Évaluez les ressources du malade. En dessous de 750 € il faut demander l'Aide sociale. Au-dessus de 1 500 €, on doit pouvoir s'en passer. Entre les deux ou dans certaines situations particulières (deux conjoints ne pouvant chacun être autonome financièrement) c'est au cas par cas.*

• *Visitez les établissements qui vous inspirent confiance, en n'hésitant pas à voir aussi plus cher et moins cher que les ressources ne le permettent.*

• *Tenez compte de l'ambiance d'abord, de l'existence d'une attitude thérapeutique par rapport à la maladie d'Alzheimer et lisez attentivement le règlement intérieur de l'établissement.*

• *N'hésitez pas, dans une entrevue avec la direction, à évoquer toutes les éventualités, même les plus pessimistes...*

La protection des biens du malade

Une dame qui paie son pain avec des louis d'or. Un monsieur qui accepte un chèque de 1 000 € pour la vente de sa maison. Une dame à qui l'on coupe l'électricité parce qu'elle s'est embrouillée dans ses paiements.

Les exemples d'erreurs commises par des personnes alzheimériennes dans la gestion de leurs biens ne manquent pas, bien sûr aggravées par le passage à l'euro.

Elles seront rectifiées si les actes du malade sont surveillés de près et si l'on a affaire à des commerçants ou services de bonne volonté, mais face à des personnes malhonnêtes, il n'y a rien d'autre à faire qu'essayer de convaincre un tribunal que la personne était « troublée mentalement » au moment des faits.

Et puis il y a des situations plus graves, de l'ordre du fait divers : jeune homme de vingt-cinq ans réussissant à épouser une femme riche de soixante-treize ans et la faisant aussitôt placer en institution ; femme de ménage d'un malade alzheimérien de soixante-deux ans faisant établir un testament à son profit ; fils abandonnant sa mère à l'hospice après lui avoir arraché un acte de donation en échange d'une promesse d'entretien [10].

La loi assure une protection au majeur :

>> « qu'une altération de ses facultés personnelles met dans l'impossibilité de pourvoir seul à ses intérêts » ;

>> « qui par sa prodigalité, son intempérance ou son oisiveté s'expose à tomber dans le besoin ou compromet l'exécution de ses obligations familiales [11] ».

Il existe trois régimes juridiques permettant d'assurer ainsi la protection de quelqu'un « contre lui-même » : la « sauvegarde de justice », la « curatelle » et la « tutelle ».

La *sauvegarde de justice* est une mesure légère, conservatoire, essentiellement provisoire. La *curatelle* et la *tutelle* sont des mesures

---

10. Voir par exemple *La Revue de Gériatrie,* février 1987, p. 65 et suivantes.
11. Article 488 du Code civil.

définitives, qui ne peuvent être annulées que par décision de mainlevée du tribunal. Ce n'est pas le demandeur qui choisit entre les trois, mais le *juge des tutelles,* compétence désignée pour ces questions, qui se prononce, après constitution d'un dossier, selon la situation de la personne et le degré de certitude diagnostique...

Si chaque régime a des avantages, à la fois pour le majeur dit « protégé » et son entourage, les inconvénients sont nombreux comme on va le voir, dont celui, dans le cas de la tutelle, de « tuer civilement » un individu qui a déjà beaucoup de mal à sauvegarder son identité. Le retentissement psychologique est parfois redoutable. C'est pourquoi les juges s'entourent d'importantes précautions dans l'accomplissement de leur tâche. On peut toutefois évoquer le choc subi par une malade recevant un matin au courrier, par lettre recommandée, la notification de mise sous tutelle signée par le maire de sa commune, s'achevant par cette phrase : « Je vous informe en outre que vous êtes déchue de tous vos droits civiques. » S'agissait-il d'une « bavure » ?

Il est recommandé aux familles de prendre conseil d'une assistante sociale habituée à s'occuper de ces questions, afin d'évaluer les conséquences d'une telle demande. Dans certains cas en effet, on arrive à se débrouiller « avec les moyens du bord », par exemple quand le conjoint marié sous le régime de la communauté peut prendre les commandes financières. Notons en passant l'utilité pour un couple de disposer de procurations sur l'ensemble des comptes et titres détenus par l'un et l'autre.

Dans d'autres situations, la prise en main par un membre ou un proche de la famille des destinées du malade déclenche de tels conflits qu'une mesure de protection, sans tout résoudre, s'avère quasiment inévitable. On conseillera alors à l'entourage de bien présenter la chose, quitte à se faire aider par le médecin traitant ou le psychologue.

LA SAUVEGARDE DE JUSTICE

C'est le plus léger des régimes de protection. Il permet à la personne de continuer à jouir pleinement de son patrimoine, mais la protège des actes inconsidérés qu'elle pourrait accomplir. La famille est ainsi tranquillisée. Un « représentant légal » (généralement parent de la personne) peut être mandaté pour surveiller les comptes. Un acte ou une erreur de paiement peuvent être résiliés ou réduits de plein droit, avec obligation au bénéficiaire de rembourser les sommes éventuellement reçues. Dans certains cas, le mandat inclut la possibilité d'effectuer des actes ponctuels de gestion bien spécifiés (payer les factures courantes par exemple), excluant tout acte de disposition des biens du malade (vendre un appartement par exemple).

La sauvegarde de justice peut être accordée sur demande de la famille au juge des tutelles du tribunal d'instance du domicile du malade. Le juge peut également se saisir d'office par suite d'une information livrée par un tiers (médecin traitant, travailleur social, voisin, commerçant, etc.). La décision se prend après examen de la situation familiale et avis du médecin. La sauvegarde est valable deux mois et renouvelable par six mois. Elle peut être également prononcée à titre de protection provisoire pendant l'instruction d'un dossier de curatelle ou de tutelle et dure tant que dure la procédure.

LA CURATELLE

La curatelle est un régime de conseil et de contrôle dans les actes de la vie civile. Il en est de deux types :

>> *la curatelle simple* permet à la personne (considérée comme « majeur protégé ») de continuer d'administrer ses biens (paiement des factures courantes, perception des revenus, souscription d'un contrat d'assurance, testament), mais l'empêche d'en disposer (mise en viager, vente) ou d'accomplir des actes civils personnels (mariage, divorce) sans l'assistance d'un « curateur » ;

>> *la curatelle renforcée* transfère l'administration et la disposition des biens au curateur.

Le juge précise les modalités de la curatelle, nomme le curateur (parent, ami ou personne extérieure) et définit sa mission. Ce dernier est généralement tenu de rendre ses comptes chaque année au juge, et le consulter en cas de décision importante à prendre.

Le majeur sous curatelle garde le bénéfice du droit de vote mais n'est pas éligible.

LA TUTELLE

C'est le régime le plus complet de protection, et le plus fréquemment appliqué aux malades d'Alzheimer. Le jugement de tutelle est rendu par le juge des tutelles du tribunal d'instance et porté en marge de l'acte de naissance sur le registre d'état civil. Le majeur sous tutelle perd tous ses droits civils et civiques, y compris le droit de vote, de se marier ou de divorcer, de faire ou modifier un testament. Il n'a plus accès à son patrimoine. Il est représenté par un « tuteur » dont il devient le « pupille ». Tout acte accompli sans l'assentiment du tuteur est obligatoirement annulé. Le tuteur n'a pas pour seule mission, comme le curateur, d'administrer et de disposer des biens du majeur, il doit également l'aider et le protéger dans la vie de tous les jours.

Il existe plusieurs régimes :

>> *la tutelle sous surveillance* d'un « conseil de famille », composé de cinq membres au moins choisis par le juge *dans la famille ou dans l'entourage proche* ; le tuteur est en principe le conjoint s'il est encore vivant, sauf si les époux sont séparés ou si le juge a de bonnes raisons de penser que ce n'est pas la bonne solution ; autrement c'est une personne désignée par le conseil et qui ne peut plus dès lors appartenir au conseil ; un « subrogé tuteur » est désigné au sein du conseil, dont le rôle est de contrôler la gestion et la bonne foi du tuteur, et d'intervenir au nom du conseil de famille dans tous les actes importants (vente, viager, mariage, etc.) ;

>> *l'administration légale et la tutelle en gérance :* ce sont des tutelles simples, exercées soit par un très proche parent (ascendant, descendant, frère ou sœur), soit par un « gérant de tutelle » (sélectionné sur une liste de volontaires agréée par le tribunal) ; le tuteur ou le gérant de tutelle a les mêmes devoirs que dans le cas précédent, mais rend ses comptes non pas à un conseil de famille mais au juge lui-même, qui établit des ordonnances particulières pour les actes éventuels de disposition ;

>> *la tutelle d'État* défère à l'État la protection du majeur incapable, soit par l'intermédiaire du préfet qui délègue à la DDASS, soit à un délégué de tutelle figurant sur une liste établie par le procureur de la République.

L'administration légale ou la gérance sont généralement appliquées aux personnes qui ont un ascendant ou descendant direct et ne sont pas « trop riches ».

La tutelle sous surveillance du conseil de famille est un régime assez lourd, utilisé quand le patrimoine est important.

Les autres régimes sont choisis dans les autres cas. Notons que certains tribunaux tendent à préférer, même si le majeur a une famille, la gérance de tutelle ou la tutelle d'État, plus « dépassionnées », particulièrement dans les régions où des associations ou organismes de gérance ont fait leur preuve. Les objectifs du juge ne sont en effet pas seulement de protéger les biens de la personne âgée, mais aussi de l'accompagner socialement et lui donner le confort de vie auquel elle a droit, sans les tensions que déclenchent chez les proches certains actes de disposition financière.

Le juge peut laisser au majeur protégé la possibilité de faire seul certains actes, au risque que ces actes soient annulés par la suite dans le cas où quelqu'un pourrait faire valoir « l'état de démence » du malade au moment de l'acte.

Le tuteur ne perçoit pas de rétribution pour ses services, rendus au nom de la solidarité familiale, alors que le gérant de tutelle a droit à des émoluments : remboursement des frais, pourcentage sur les revenus de son pupille (3 % de 0 à 2 250 €, 2 % de 2 250 à 6 750 €, 1 % au-delà), vacations sur certaines opérations. Il peut s'agir de personnes privées ou agissant pour le compte d'associations. Les juges s'arrangent généralement pour équilibrer les rapports des différentes tutelles confiées au même gérant.

Il existe enfin une forme de tutelle très simplifiée, la tutelle aux prestations sociales, réservée aux bénéficiaires de l'Aide sociale.

Il ne faut pas sous-estimer les rôles humains des intervenants. « Nous ne travaillons pas pour les héritiers, raconte un juge. Un jour, une dame de grosse fortune que j'avais mise sous tutelle et qui vivait dans une institution demande à son tuteur de lui acheter un manteau de vison. La fille de la dame proteste qu'elle dilapide le patrimoine familial. Le tuteur me transmet la demande. Vu le standing passé de la personne, je ne vois pas pourquoi je lui aurais refusé ce plaisir. En revanche je n'ai pas autorisé qu'on lui remette sa montre Cartier car elle risquait, du fait de sa maladie, de l'oublier ou se la faire voler... »

PROCÉDURES DE MISE SOUS CURATELLE OU TUTELLE

Le juge des tutelles du domicile du malade est saisi par une demande de la famille proche ou se saisit d'office sur information venant d'un tiers, parent, ami, médecin, personnel soignant[12]. Il constitue un dossier comprenant des renseignements d'état civil, une énumération précise de la famille, l'évaluation du patrimoine. Un médecin spécialiste inscrit sur une liste arrêtée par le procureur de la République va voir le malade et rend un rapport. Le juge rencontre le malade, puis convoque la famille pour étudier quelle solution semble la mieux adaptée, ordonne éventuellement une enquête sociale complémentaire, et rend sa décision : quel régime, quel tuteur ou curateur, quelle mission.

	Sauvegarde	*Curatelle*	*Tutelle*
Gestion courante	*Contrôlée par un mandataire*	*Assurée par un curateur*	*Assurée par un tuteur*
Mariage	*Pas de restriction*	*Consentement du juge des tutelles*	*Consentement d'un conseil de famille*
Divorce	*Impossible sous ce régime*	*Possible mais avec devoir d'assistance*	*Possible mais avec devoir d'assistance*
Donation	*Sous contrôle du juge*	*Sous contrôle du juge*	*Sous contrôle du juge*
Testament	*Pas de restriction*	*Pas de restriction*	*Impossible*
Droits civiques	*Peut voter mais non éligible*	*Peut voter mais non éligible*	*Perd tous ses droits*

12. Les deux tiers (environ) des demandes émanent de médecins ou assistantes sociales, un tiers des familles, une très petite minorité des malades eux-mêmes (moins de 5 %).

La décision est notifiée oralement au malade, soit par le juge lui-même, soit par une personne mandatée. Comme on l'a vu, cet aspect des choses prête parfois à la critique. Plus généralement le manque de temps pour instruire les dossiers pousse certains juges à prononcer le régime le plus fort, la tutelle complète, alors que la loi permet de personnaliser au maximum grâce à la concertation à trois avec le médecin et le tuteur. Dans de nombreux cas une curatelle est largement suffisante pour écarter les deux dangers les plus importants menaçant la personne âgée : révision de testament sous influence et demande en mariage d'un profiteur, d'autant plus facilement acceptées que le malade alzheimérien tend à faire confiance au premier sourire venu. Encore faudrait-il que le corps médical s'intéressât davantage à ces questions, et qu'un plus grand nombre de gériatres fussent admis sur les listes d'experts reconnus.

La procédure d'instruction est évidemment longue, aussi dans la plupart des cas une sauvegarde de justice est mise en place dès ouverture du dossier, et maintenue tant que le jugement n'est pas rendu. Les seuls frais dont le malade doive s'acquitter sont ceux de l'expertise médicale, d'environ 150 €. En cas de nécessité, le juge peut les faire prendre en charge par l'État au titre de l'aide judiciaire. L'assistance d'un avocat est inutile.

Hormis la sauvegarde, toutes les décisions sont susceptibles de recours jugé par le tribunal de grande instance, sur demande au greffe du tribunal. En cas de demande de modification du régime motivé par une évolution de l'état de santé du majeur protégé, une simple requête au juge des tutelles suffit.

Le décès du patient annule automatiquement le régime de protection dont il bénéficie.

Annexe : Charte des droits et des libertés de la personne âgée dépendante*

Le texte qui suit n'a pas de valeur strictement réglementaire mais doit être invoqué en cas de mauvais traitements.

La vieillesse est une étape pendant laquelle chacun doit pouvoir poursuivre son épanouissement.

La plupart des personnes âgées resteront autonomes et lucides jusqu'au dernier moment de leur vie. L'apparition de la dépendance, quand elle survient, se fait à un âge de plus en plus tardif. Cette dépendance peut être due à l'altération de fonctions physiques et/ou l'altération de fonctions mentales.

---

* Fondation nationale de gérontologie 1999.
Ministère de l'Emploi et de la Solidarité.

Même dépendantes, les personnes âgées doivent continuer à exercer leurs droits, leurs devoirs et leurs libertés de citoyens. Elles doivent aussi garder leur place dans la cité, au contact des autres générations, dans le respect de leurs différences.

Cette charte a pour objectif de reconnaître la dignité de la personne âgée devenue dépendante et de préserver ses droits.

ARTICLE I – CHOIX DE VIE
Toute personne âgée dépendante
garde la liberté de choisir son mode de vie.

Elle doit pouvoir profiter de l'autonomie permise par ses capacités physiques et mentales, même au prix d'un certain risque. Il faut l'informer de ce risque et en prévenir l'entourage. La famille et les intervenants doivent respecter le plus possible son désir profond.

ARTICLE II – DOMICILE ET ENVIRONNEMENT
Le lieu de vie de la personne âgée dépendante,
domicile personnel ou établissement,
doit être choisi par elle et adapté à ses besoins.

La personne âgée dépendante ou à autonomie réduite réside le plus souvent dans son domicile personnel. Des aménagements doivent être proposés pour lui permettre de rester chez elle. Lorsque le soutien au domicile atteint ses limites, la personne âgée dépendante peut choisir de vivre dans une institution ou une famille d'accueil qui deviendra son nouveau domicile.

Un handicap mental rend souvent impossible la poursuite de la vie au domicile. Dans ce cas, l'indication et le choix du lieu d'accueil doivent être évalués avec la personne et ses proches. Ce choix doit rechercher la solution la mieux adaptée au cas individuel de la personne malade.

Son confort moral et physique, sa qualité de vie, doivent être l'objectif constant, quelle que soit la structure d'accueil.

L'architecture des établissements doit être conçue pour répondre aux besoins de la vie privée. L'espace doit être organisé pour garantir l'accessibilité, l'orientation, les déplacements et garantir les meilleures conditions de sécurité.

ARTICLE III – UNE VIE SOCIALE MALGRÉ LES HANDICAPS
Toute personne âgée dépendante doit conserver
la liberté de communiquer, de se déplacer et de participer
à la vie de la société.

Les urbanistes doivent prendre en compte le vieillissement de la population pour l'aménagement de la cité.

Les lieux publics et les transports en commun doivent être aménagés pour être accessibles aux personnes âgées, ainsi qu'à tout handicapé et faciliter leur participation à la vie sociale et culturelle.

La vie quotidienne doit prendre en compte le rythme et les difficultés des personnes âgées dépendantes, que ce soit en institution ou au domicile.

Toute personne âgée doit être informée de façon claire et précise sur ses droits sociaux et sur l'évolution de la législation qui la concerne.

ARTICLE IV – PRÉSENCE ET RÔLE DES PROCHES
Le maintien des relations familiales
et des réseaux amicaux est indispensable
aux personnes âgées dépendantes.

Le rôle des familles, qui entourent de leurs soins leurs parents âgés dépendants à domicile, doit être reconnu. Ces familles doivent être soutenues dans leurs tâches, notamment sur le plan psychologique.

Dans les institutions, la coopération des proches à la qualité de la vie doit être encouragée et facilitée. En cas d'absence ou de défaillance des proches, c'est au personnel et aux bénévoles de les suppléer.

Une personne âgée doit être protégée des actions visant à la séparer d'un tiers avec qui, de façon mutuellement consentie, elle entretient ou souhaite avoir une relation intime.

La vie affective existe toujours, la vie sexuelle se maintient souvent au grand âge, il faut les respecter.

ARTICLE V – PATRIMOINE ET REVENUS
Toute personne âgée dépendante doit pouvoir
garder la maîtrise de son patrimoine
et de ses revenus disponibles.

Elle doit pouvoir en disposer conformément à ses désirs, sous réserve d'une protection légale, en cas de dépendance psychique.

Il est indispensable que les ressources de la personne âgée soient complétées lorsqu'elles ne lui permettent pas d'assumer le coût des handicaps.

ARTICLE VI – VALORISATION DE L'ACTIVITÉ
Toute personne âgée dépendante doit être encouragée
à conserver des activités.

Des besoins d'expression et des capacités d'accomplissement persistent, même chez les personnes âgées qui ont un affaiblissement intellectuel sévère.

Développer des centres d'intérêt évite la sensation de dévalorisation et d'inutilité. La participation volontaire à des réalisations diversifiées et valorisantes (familiales mais aussi sociales, économiques, artistiques, culturelles, associatives, ludiques, etc.) doit être favorisée. L'activité ne doit pas être une animation stéréotypée, mais doit permettre l'expression des aspirations de chaque personne âgée.

Une personne âgée mentalement déficitaire doit pouvoir participer à des activités adaptées. Les activités infantilisantes ou dévalorisantes sont à rejeter.

ARTICLE VII – LIBERTÉ DE CONSCIENCE ET PRATIQUE RELIGIEUSE
Toute personne âgée dépendante doit pouvoir participer
aux activités religieuses ou philosophiques de son choix.

Chaque établissement doit disposer d'un local d'accès aisé, pouvant servir de lieu de culte, et permettre la visite des représentants des diverses religions.

Les rites et usages religieux s'accomplissent dans le respect mutuel.

ARTICLE VIII – PRÉSERVER L'AUTONOMIE ET PRÉVENIR
La prévention de la dépendance est une nécessité
pour l'individu qui vieillit.

La vieillesse est un état physiologique qui n'appelle pas en soi de médicalisation. La dépendance physique ou psychique résulte d'états pathologiques, dont certains peuvent être prévenus ou traités.

Une démarche médicale préventive se justifie donc, chaque fois que son efficacité est démontrée. Les moyens de prévention doivent faire l'objet d'une information claire et objective du public, en particulier des personnes âgées, et être accessibles à tous.

ARTICLE IX – DROITS AUX SOINS
Toute personne âgée dépendante doit avoir, comme tout
autre, accès aux soins qui lui sont utiles.

Aucune personne âgée ne doit être considérée comme un objet passif de soins, que ce soit au domicile, en institution ou à l'hôpital.

L'accès aux soins doit se faire en temps utile, en fonction du cas personnel de chaque malade et non d'une discrimination par âge.

Les soins comprennent tous les actes médicaux et paramédicaux qui permettent la guérison chaque fois que cet objectif peut être atteint. Ces soins visent aussi à rééduquer les fonctions et à compenser les handicaps. Ils s'appliquent à améliorer la qualité de vie en soulageant la douleur, à maintenir la lucidité et le confort du malade, en réaménageant espoirs et projets. L'hôpital doit donc disposer des compétences et des moyens d'assurer sa mission de service public auprès des personnes âgées malades.

Les institutions d'accueil doivent disposer des locaux et des compétences nécessaires à la prise en charge des personnes âgées dépendantes, en particulier dépendantes psychiques.

Les délais administratifs abusifs qui retardent l'entrée dans l'institution choisie doivent être abolis.

La tarification des soins doit être déterminée en fonction des besoins de la personne âgée dépendante et non de la nature du service ou de l'établissement qui la prend en charge.

ARTICLE X – QUALIFICATION DES INTERVENANTS
Les soins que requiert une personne âgée dépendante
doivent être dispensés par des intervenants formés,
en nombre suffisant.

Une formation spécifique en gérontologie doit être dispensée à tous ceux qui ont une activité professionnelle qui concerne les personnes âgées.

Cette formation doit être initiale et continue en cours d'emploi, elle concerne en particulier, mais non exclusivement, tous les corps de métier de la santé.

Ces intervenants doivent bénéficier d'une analyse des attitudes, des pratiques et d'un soutien psychologique.

ARTICLE XI – RESPECT DE LA FIN DE VIE
Soins et assistance doivent être procurés à la personne
âgée en fin de vie et à sa famille.

Certes, les affections sévères et les affections mortelles ne doivent pas être confondues : le renoncement thérapeutique chez une personne curable constitue un risque aussi inacceptable que celui d'un acharnement thérapeutique injustifié.

Mais, lorsque la mort approche, la personne âgée doit être entourée de soins et d'attentions adaptés à son état.

Le refus de l'acharnement ne signifie pas un abandon des soins mais doit, au contraire, se traduire par un accompagnement qui veille à combattre efficacement toute douleur physique et à prendre en charge la douleur morale.

La personne âgée doit pouvoir terminer sa vie naturellement et confortablement entourée de ses proches, dans le respect de ses convictions et en tenant compte de ses avis.

Que la mort ait lieu au domicile, à l'hôpital ou en institution, le personnel doit être formé aux aspects techniques et relationnels de l'accompagnement des personnes âgées et de leur famille avant et après le décès.

ARTICLE XII – LA RECHERCHE : UNE PRIORITÉ ET UN DEVOIR
La recherche multidisciplinaire sur le vieillissement
et la dépendance est une priorité.

Seule la recherche peut permettre une meilleure connaissance des déficiences et maladies liées à l'âge et faciliter leur prévention.

Une telle recherche implique aussi bien les disciplines biomédicales et de santé publique que les sciences humaines et les sciences économiques.

Le développement d'une recherche gérontologique peut à la fois améliorer la qualité de vie des personnes âgées dépendantes, diminuer leurs souffrances et les coûts de leur prise en charge.

Il y a un devoir de recherche sur le fléau que représentent les dépendances associées au grand âge. Il y a un droit pour tous ceux qui en sont ou seront frappés à bénéficier des progrès de la recherche.

ARTICLE XIII – EXERCICES DES DROITS
ET PROTECTION JURIDIQUE DE LA PERSONNE
Toute personne en situation de dépendance devrait
voir protégés ses biens mais aussi sa personne.

Ceux qui initient ou qui appliquent une mesure de protection ont le devoir d'évaluer ses conséquences affectives et sociales.

L'exercice effectif de la totalité de leurs droits civiques doit être assuré aux personnes âgées, y compris le droit de vote, en l'absence de tutelle.

La sécurité physique et morale contre toutes agressions et maltraitances doit être sauvegardée.

Lors de l'entrée en institution privée ou publique ou d'un placement dans une famille d'accueil, les conditions de résidence doivent être garanties par un contrat explicite, la personne âgée dépendante peut avoir recours au conseil de son choix.

Tout changement de lieu de résidence ou même de chambre doit faire l'objet d'une concertation avec l'intéressé(e).

Lors de la mise en œuvre des protections prévues par le Code civil (sauvegarde de justice, curatelle ou tutelle), il faut considérer avec attention que :

>> le besoin de protection n'est pas forcément total ni définitif ;

>> la personne âgée dépendante protégée doit pouvoir donner son avis chaque fois que cela est nécessaire et possible ;

>> la dépendance psychique n'exclut pas que la personne âgée puisse exprimer des orientations de vie et doive toujours être informée des actes effectués en son nom.

ARTICLE XIV – L'INFORMATION, MEILLEUR MOYEN DE LUTTE CONTRE L'EXCLUSION

L'ensemble de la population
doit être informé des difficultés qu'éprouvent
les personnes âgées dépendantes.

Cette information doit être la plus large possible. L'ignorance aboutit souvent à une exclusion qui ne prend pas en compte les capacités restantes ni les désirs de la personne.

L'exclusion peut résulter aussi bien d'une surprotection infantilisante que d'un rejet ou d'un refus de la réponse aux besoins.

L'information concerne aussi les actions immédiates possibles. L'éventail des services et institutions capables de répondre aux besoins des personnes âgées dépendantes est trop souvent méconnu, même des professionnels.

Faire toucher du doigt la réalité du problème et sa complexité peut être une puissante action de prévention vis-à-vis de l'exclusion des personnes âgées dépendantes et peut éviter un réflexe démissionnaire de leur part.

Lorsqu'il sera admis par tous que les personnes âgées dépendantes ont droit au respect absolu de leurs libertés d'adulte et de leur dignité d'être humain, cette charte sera appliquée dans son esprit.

Imprimé par Lightning Source France
1 avenue Gutenberg
78310 Maurepas

N° d'édition : 7381-1386-Y